中国中药资源大典
——中药材系列

中药材生产加工适宜技术丛书
中药材产业扶贫计划

云木香生产加工适宜技术

总 主 编　黄璐琦

主　　编　左应梅　杨天梅

副 主 编　杨美权　许宗亮　杨绍兵

中国医药科技出版社

内 容 提 要

《中药材生产加工适宜技术丛书》以全国第四次中药资源普查工作为抓手，系统整理我国中药材栽培加工的传统及特色技术，旨在科学指导、普及中药材种植及产地加工，规范中药材种植产业。本书为云木香生产加工适宜技术，包括：概述、云木香药用资源、云木香栽培技术、云木香药材质量评价、云木香现代研究与应用、云木香加工与开发等内容。本书适合中药种植户及中药材生产加工企业参考使用。

图书在版编目（CIP）数据

云木香生产加工适宜技术 / 左应梅，杨天梅主编 . — 北京：中国医药科技出版社，2017.11

（中国中药资源大典 . 中药材系列 . 中药材生产加工适宜技术丛书）

ISBN 978-7-5067-9573-9

Ⅰ . ①云… Ⅱ . ①左… ②杨… Ⅲ . ①云木香—中药加工
Ⅳ . ① R282.71

中国版本图书馆 CIP 数据核字（2017）第 214084 号

美术编辑 陈君杞
版式设计 锋尚设计

出版　中国医药科技出版社
地址　北京市海淀区文慧园北路甲 22 号
邮编　100082
电话　发行：010-62227427　邮购：010-62236938
网址　www.cmstp.com
规格　710×1000mm　$^1/_{16}$
印张　$7^1/_4$
字数　72 千字
版次　2017 年 11 月第 1 版
印次　2017 年 11 月第 1 次印刷
印刷　北京盛通印刷股份有限公司
经销　全国各地新华书店
书号　ISBN 978-7-5067-9573-9
定价　21.00 元

中药材生产加工适宜技术丛书

—— 编委会 ——

本书编委会

主　　编　左应梅　杨天梅

副 主 编　杨美权　许宗亮　杨绍兵

编写人员　（按姓氏笔画排序）

邓先能（云南省农业科学院药用植物研究所）

刘莲枝（鹤庆县农业技术推广中心）

赵安洁（云南省农业科学院药用植物研究所）

杨　娟（云南省农业科学院药用植物研究所）

杨明英（云南省农业科学院农业环境资源研究所）

杨维泽（云南省农业科学院药用植物研究所）

李加迅（云南省兰坪县农业局）

李铁梅（维西兴维农畜产品开发公司）

李新华（云南省怒江傈僳族自治州贡山独龙族怒族

　　　　自治县普拉底乡农业综合服务中心）

张金渝（云南省农业科学院药用植物研究所）

简邦丽（云县农业局）

序

我国是最早开始药用植物人工栽培的国家，中药材使用栽培历史悠久。目前，中药材生产技术较为成熟的品种有200余种。我国劳动人民在长期实践中积累了丰富的中药种植管理经验，形成了一系列实用、有特色的栽培加工方法。这些源于民间、简单实用的中药材生产加工适宜技术，被药农广泛接受。这些技术多为实践中的有效经验，经过长期实践，兼具经济性和可操作性，也带有鲜明的地方特色，是中药资源发展的宝贵财富和有力支撑。

基层中药材生产加工适宜技术也存在技术水平、操作规范、生产效果参差不齐问题，研究基础也较薄弱；受限于信息渠道相对闭塞，技术交流和推广不广泛，效率和效益也不很高。这些问题导致许多中药材生产加工技术只在较小范围内使用，不利于价值发挥，也不利于技术提升。因此，中药材生产加工适宜技术的收集、汇总工作显得更加重要，并且需要搭建沟通、传播平台，引入科研力量，结合现代科学技术手段，开展适宜技术研究论证与开发升级，在此基础上进行推广，使其优势技术得到充分的发挥与应用。

《中药材生产加工适宜技术》系列丛书正是在这样的背景下组织编撰的。该书以我院中药资源中心专家为主体，他们以中药资源动态监测信息和技术服务体系的工作为基础，编写整理了百余种常用大宗中药材的生产加工适宜技术。全书从中药材

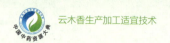
的种植、采收、加工等方面进行介绍，指导中药材生产，旨在促进中药资源的可持续发展，提高中药资源利用效率，保护生物多样性和生态环境，推进生态文明建设。

丛书的出版有利于促进中药种植技术的提升，对改善中药材的生产方式，促进中药资源产业发展，促进中药材规范化种植，提升中药材质量具有指导意义。本书适合中药栽培专业学生及基层药农阅读，也希望编写组广泛听取吸纳药农宝贵经验，不断丰富技术内容。

书将付梓，先睹为悦，谨以上言，以斯充序。

中国中医科学院　院长

中 国 工 程 院 院 士　张伯礼

丁酉秋于东直门

总 前 言

中药材是中医药事业传承和发展的物质基础，是关系国计民生的战略性资源。中药材保护和发展得到了党中央、国务院的高度重视，一系列促进中药材发展的法律规划的颁布，如《中华人民共和国中医药法》的颁布，为野生资源保护和中药材规范化种植养殖提供了法律依据；《中医药发展战略规划纲要（2016—2030年）》提出推进"中药材规范化种植养殖"战略布局；《中药材保护和发展规划（2015—2020年）》对我国中药材资源保护和中药材产业发展进行了全面部署。

中药材生产和加工是中药产业发展的"第一关"，对保证中药供给和质量安全起着最为关键的作用。影响中药材质量的问题也最为复杂，存在种源、环境因子、种植技术、加工工艺等多个环节影响，是我国中医药管理的重点和难点。多数中药材规模化种植历史不超过30年，所积累的生产经验和研究资料严重不足。中药材科学种植还需要大量的研究和长期的实践。

中药材质量上存在特殊性，不能单纯考虑产量问题，不能简单复制农业经验。中药材生产必须强调道地药材，需要优良的品种遗传，特定的生态环境条件和适宜的栽培加工技术。为了推动中药材生产现代化，我与我的团队承担了农业部现代农业产业技术体系"中药材产业技术体系"建设任务。结合国家中医

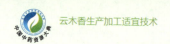

药管理局建立的全国中药资源动态监测体系，致力于收集、整理中药材生产加工适宜技术。这些适宜技术限于信息沟通渠道闭塞，并未能得到很好的推广和应用。

本丛书在第四次全国中药资源普查试点工作的基础下，历时三年，从药用资源分布、栽培技术、特色适宜技术、药材质量、现代应用与研究五个方面系统收集、整理了近百个品种全国范围内二十年来的生产加工适宜技术。这些适宜技术多源于基层，简单实用、被老百姓广泛接受，且经过长期实践、能够充分利用土地或其他资源。一些适宜技术尤其适用于经济欠发达的偏远地区和生态脆弱区的中药材栽培，这些地方农民收入来源较少，适宜技术推广有助于该地区实现精准扶贫。一些适宜技术提供了中药材生产的机械化解决方案，或者解决珍稀濒危资源繁育问题，为中药资源绿色可持续发展提供技术支持。

本套丛书以品种分册，参与编写的作者均为第四次全国中药资源普查中各省中药原料质量监测和技术服务中心的主任或一线专家、具有丰富种植经验的中药农业专家。在编写过程中，专家们查阅大量文献资料结合普查及自身经验，几经会议讨论，数易其稿。书稿完成后，我们又组织药用植物专家、农学家对书中所涉及植物分类检索表、农业病虫害及用药等内容进行审核确定，最终形成《中药材生产加工适宜技术》系列丛书。

在此，感谢各承担单位和审稿专家严谨、认真的工作，使得本套丛书最终付梓。希望本套丛书的出版，能对正在进行中药农业生产的地区及从业人员，有一些切实

的参考价值；对规范和建立统一的中药材种植、采收、加工及检验的质量标准有一

点实际的推动。

2017年11月24日

前 言

云木香（*Aucklandia lappa* Decne.）为菊科多年生高大草木植物，高1.5～2m，多栽培于海拔1500～3300m的高寒山区，主产云南、重庆、四川、贵州等省市，别名木香、广木香，以干燥的根入药，是载入《中国药典》的常用中药。具有健胃消胀、调气解郁、止痛安胎功效，能行气化滞、疏肝、健胃，是治疗一切气痛、停食积聚、胸满腹胀、呕吐、泻痢等的大宗常用中药和多种中成药的重要原料。此外，云木香还是香料工业的原料之一，其挥发油在食品、保健品、化妆品、日用化学品等行业不断得到推广应用。该品种在国家"八五"期间被确定为全国60个重点中药材生产品种之一，"九五"期间在1998年贵阳会议上，被国家医药局、国家经贸委、中医药管理局确定为50个重点中药材品种之一，是国家关注发展的重点品种。该商品的市场供需较大，但目前云木香种植及产地初加工缺乏相关技术操作规程，严重影响了云木香的经济产量。为了掌握云木香种植及产地初加工技术，为生产提供科学依据，特编写此书。

本书从云木香的植株形态特征及药材鉴别，考证了其历史沿革，叙述了其良种繁育、生物学习性、生长发育规律；介绍了其功能主治、药理药效、植物化学成分和鉴别；着重叙述了云木香种植技术和产地初加工技术，并对市场动态及应用前景进行了简要分析。随着我国生物医药产业的迅猛发展，跨越式发展中药材种植产业

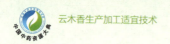

方兴未艾，适应生物医药产业的可持续发展趋势尤显，特别是实施精准扶贫对中药

材生产加工适宜技术的迫切要求，本书出版正当时宜。

本书编写时间仓促，编撰人员水平有限，疏漏之处，希望读者给予批评指正。

编者

2017年7月

目　录

第1章

概　述

云木香为菊科植物木香*Aucklandia lappa* Decne.的干燥根，生长于海拔2500～4000m的湿润、冷凉山地，在稍低的凉爽丘陵和平原地区也可生长。原产印度，首先引种于云南并获得成功，20世纪50年代经云南省药物研究所确认云木香与印度木香为同科同属植物（*Aucklandia lappa* Decne.），现广泛栽培于我国西南地区。以木香之名收载于历版《中华人民共和国药典》，别名广木香、丽木香、南木香、新木香、密香等。味辛、苦，性温。归脾、胃、大肠、三焦、胆经。具行气止痛，健脾消食之功效。用于胸胁、脘腹胀痛，泻痢后重，食积不消，不思饮食等症。现代药理研究证明，云木香具有利胆、抗炎、抗菌、抗惊厥、抗腹泻、胃黏膜保护、抗肿瘤等作用，在医药行业应用广泛。此外，云木香还是香料工业的原料之一，其挥发油在食品、保健品、化妆品、日用化学品等行业不断得到推广应用。品质以体质坚实不枯心，根条均匀油气足，气味浓烈又芳香为佳。云南西北部寒温带高原地区所产的云木香因其具有优良的品质，显著的疗效而享誉海内外，是云南著名的重要道地药材品种，也是全国重要的常用中药品种之一。

第2章

云木香药用资源

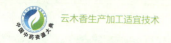

一、形态特征及分类检索

云木香为多年生高大草本，高1.5～2m（图2-1）。主根粗壮，圆柱形，直径可达5cm。茎直立，有棱，基部直径2cm，上部有稀疏的短柔毛，不分枝或上部有分枝。基生叶有长翼柄，翼柄圆齿状浅裂，叶片心形或戟状三角形，长24cm，宽26cm，顶端急尖，边缘有大锯齿，齿缘有缘毛。下部与中部茎叶有具翼的柄或无柄，叶片卵形或三角状卵形，长30～50cm，宽10～30cm，边缘有不规则的大小锯齿；上部叶渐小，三角形或卵形，无柄或有短翼柄；全部叶上面褐色、深褐色或褐绿色，被稀疏的短糙毛，下面绿色，沿脉有稀疏的短柔毛。头状花序单生茎端或枝端，或3～6个在茎端集成稠密的束生伞房花序（图2-2）。总苞直径3～4cm，半球形，黑色，初时被蛛丝状毛，后变无毛；总苞片7～10层，外层长三角形，长8mm，宽1.5～2mm，顶端短针刺状软骨质渐尖，中层披针形或椭圆形，长1.4～1.6cm，宽3mm，顶端针刺状软骨质渐尖，内层线状长椭圆形，长2cm，宽3mm，顶端软骨质针刺头短渐尖；全部

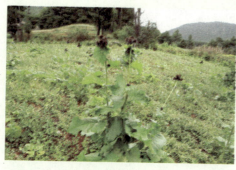

图2-1 云木香植株

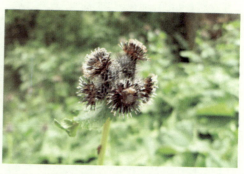

图2-2 云木香植株头状花序

总苞片直立。小花暗紫色，长1.5cm，细管部长7mm，檐部长8mm。瘦果浅褐色，三棱状，长8mm，有黑色色斑，顶端截形，具有锯齿的小冠。冠毛2层，浅褐色，羽毛状，长1.3cm。果熟时多脱落，果顶有时有花柱基部残留。种子长8.2～9.5mm，平均长8.7mm；种子直径2.5～3.7mm，平均为2.9mm。种子千粒重为24.27～25.61g，平均为24.88g，花期5～8月，果期8～10月。

几种木香的植物形态检索表：

木香类的基原植物分类检索表

1 多年生直立草本，有毛；头状花序；瘦果，有冠毛。

  2 茎无分枝；花全部为管状花。

    3 茎高可达2m；基生叶心状卵形，基部下延成有翼的长柄，茎生叶具翼状短柄或无柄抱茎；花序总苞片多达10层，冠毛2层……………… 云木香*Aucklandia lappa* DC.

    3 茎极短，一般不超过30cm；叶呈莲座状丛生，叶柄无翼。

      4 花序总苞片4层；冠毛多层；叶片多为长卵状披针形，边缘有羽裂和锯齿。

        5 叶下面及叶柄皆被稠密的蛛丝毛和腺体…………………………………

……………………………… 川木香*Vladimiria souliei* (Franch.) Ling

        5 叶下面及叶柄皆被稠密的灰白色蛛丝毛和腺体 ……………………

…………… 灰毛川木香*Vladimiria souliei* (Franch.) Ling var. *cinerea* Ling

      4 花序总苞片5～6层；冠毛3层。

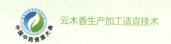

6 叶近圆形，厚革质，边缘波状；无羽裂 ……………………………………

………………………………… **厚叶木香*Vladimiria berardioidea* (Franch.) Ling**

6 叶非圆形，薄革质，边缘有羽裂。

7 茎近无；叶倒卵形，边缘有羽状浅裂 …………………………………

………………………………… **菜木香*Vladimiria edulis* (Franch.) Ling**

7 茎近30cm；叶矩圆形、边缘有羽状深裂 …………………………………

………… **具茎菜木香*Vladimiria edulis* (Franch.) Ling f. *caulescens* Ling**

2 茎有分枝；头状花序中央为管状花，边缘为舌状花，数个排成总状 ……………

………………………………… **总状木香*Inula racemosa* Hook. f.**

1 多年生草质藤本，无毛；花单生叶腋，花被管斜喇叭状；蒴果近球形，熟时从果柄处

沿腹缝线开裂，果柄亦裂 ………… **马兜铃*Aristolochia debilis* Sieb. et Zucc.**

二、生物学特性

1. 生态习性

云木香的生长习性可描写概括为：云木香适应性较强，喜凉爽、湿润，耐寒，怕积水，怕高温，怕干旱，深根喜肥。

（1）土壤及养分的要求　云木香属深根植物，要求土层深厚，土层在0.5m以上，土壤pH值6.5～7，地下水位低，保水排水性能良好，肥沃疏松的砂壤土或壤土。老产区以森林质化土最好；新垦地表土黑色，心土红褐色的"黑油砂地"及表土色浅，

黑土色稍深的"白油砂地"，用腐殖质的砂壤土栽培，这些土适宜云木香生长，产量高质量好。沉砂土、石渣土或黏土及土层薄的地均不宜种植。土壤农残和重金属含量达到GB 15618—1995二级标准。

（2）对气候的要求　气候指标：海拔在2500～3200m；年均8～15℃，≥10℃活动积温2000～3200℃，极端最高温度＜28℃，极端最低温度＞−14℃；无霜期120～200天，年降水量800～1200mm，全年空气湿度68%～75%的地区。云木香在8～25℃的温度范围内均可萌发，适宜温度为12～20℃，温度低于8℃或高过30℃萌发均受到抑制。土壤水分要求常年保持在22%～35%之间，土壤湿度低于15%，云木香植株会出现萎蔫。

2. 种子的萌发特性

（1）种子繁殖特性　繁殖方法通常采用种子繁殖，于8月下旬至9月上中旬，种子变黑时采收，采收时间不能过迟，否则种子将自然掉落；将种果采回晒干，收取种子后放干燥处贮藏，待播种，经测定种子发芽率高达75%以上。一年生植株不抽薹开花；二年生植株抽薹、孕蕾、开花、结果；三年生植株每年大量开花结果。云木香的花期5～8月，果期8～10月。

（2）种子萌发的影响因素　冷水浸泡24小时可以促进云木香种子提早出芽和提高发芽整齐度。云木香种子在10～35℃之间都可以萌发，但最适萌发温度为20～25℃。光照对云木香种子发芽没有影响。种子在接近中性和偏碱性的环境中其活性物质具有较大的活力。云木香种子最适宜的贮存时间是12个月。

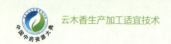

（3）外源物质对云木香种子发芽的影响　25℃下，在光照和黑暗条件下，用一定浓度的KNO_3、GA_3、H_2O_2、PEG、青霉素溶液对云木香种子进行发芽预处理。结果表明，在光照条件下：0.8%的KNO_3能显著提高云木香种子的发芽率，对发芽势和发芽指数无显著影响。H_2O_2对云木香种子萌发有不同程度的抑制作用，GA_3没有显著影响。在黑暗条件下：0.4%的KNO_3、50%的PEG和300mg/L青霉素能显著提高云木香种子的发芽率和发芽指数，0.6%的KNO_3、200、400mg/L和500mg/L青霉素对云木香种子的萌发有抑制作用。

三、生长发育规律

云木香在云南滇西北地区一般3～4月播种（春播），也有的在7～8月播种（秋播）。秋播，10～14天开始出苗，15～30天为出苗盛期，当年只长2～3片叶；第2年也只有基生叶；第3年起抽薹开花。春播，3月中旬至4月中旬播种，15～30天开始出苗，25～40天为出苗盛期，当年只长出较大的叶片；从第2年开始每年均开花结果。云木香从第1年的2月下旬播种→3月中旬出苗→11月枯萎倒苗，有效生育期约为8个月；第2、3年有效生育期同第1年。从第1年2月下旬播种至第3年10月收获，占地时间约为33个月。

四、良种繁育

1. 建立云木香优良品种种子的分级繁殖制度

云木香种子传统的生产方式，是每年从生产田内选取一部分植株作种株进行采种。这种方法生产的种子数量有限，同时不易做到严格选择。另外，更因隔离困难，不仅容易发生混杂退化，而且退化后又无原种种子加以更新。

为保证种子质量和降低种子生产成本，在云木香种子生产中应建立分级繁殖制度，设置专门的种子生产基地，逐步扩大繁殖。云木香种子的生产程序采用四级制，即分为原原种（育种者种子）、原种（基础种子）、良种（登记种）和生产种（合格种）。

（1）原原种　又称育种者种子，其遗传性比较稳定，成株表现有优良的抗逆性、丰产性、优质性。原原种的品种典型性最强，纯度最高，增产效果也最好。因此，原原种一般数量较少，都由育种者或引种者控制生产。

（2）原种　又称为基础种子。它是由原原种繁殖出来的种子，不仅是原原种的继续，还与原原种的亲缘关系最近。原种在各项技术指标上仅次于原原种，其品种典型性较强，生产力高，种子质量最好，种子数量也较少，故必须扩大繁殖才能满足种子生产的需要。一般多在条件较好的原种场进行生产。

（3）良种　又称种子用种。它应该是由原种繁殖出来的种子，是用来繁殖生产用种的种子，良种多在良种场或条件较好的农场繁殖。

（4）生产种　或称生产用种，它是由良种繁殖出来的，直接作为生产栽培的种子。其生产方式多种多样，但必须进行严格隔离，同时采取较好的栽培技术。云木香良种的繁殖程序因云木香种子生产经营条件等因素而不同。云木香良种繁育基本程序（图2-3）。

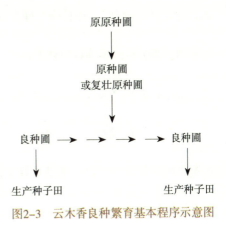

图2-3　云木香良种繁育基本程序示意图

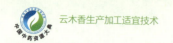

2. 采用"三圃制"繁育良种

原种生产是良种繁育工作中最基本的环节，是一项科学性和技术性很强的工作，必须具有一套完整的生产、供种过程。原种生产既是一个原种选择、鉴定和提高品质的过程，又是原种量的增殖过程，它在不同的生产阶段具有不同的特点和要求，但同时又有一定的连续性。这就决定了原种要按一定的程序生产、供种。除了用育种者种子、原原种直接繁殖外，还可采用"三圃制"（株行圃、株系圃、原种圃），繁殖生产原种。

（1）原种标准　原种一般应具备的标准是：①性状典型一致，即要求主要特征特性符合原品种的典型性状，株间整齐一致，纯度高。②与原来品种比较，生长势、抗逆性强，由原种种子生长的植株，其生长势、抗逆性和生产力等方面不降低，或略有提高。自交系原种的生长势和生产力要与原系相似；杂交亲本原种的配合力要保持原来水平或略有提高。③种子质量好，成熟充分，饱满一致，发芽率高，净度也高。

（2）原种生产程序　采用"单株选择、分系比较、混系繁殖"改良混合选择方式，建立"三圃制"（株行圃、株系圃、原种圃），分析产量和有效成分含量，生产原种和扩繁良种。具体程序如下：

①选择典型优良单株。在品种纯度高的地块或即将推广的品种中，根据品种的特点，选择植株健壮、丰产性好、抗病力强及生育期适当、抗倒伏、结实性好、籽粒饱满的典型优良单株。入选单株采取分别收获、脱粒、装袋，充分晒干后妥为贮藏，供下年株行比较鉴定用。

②株行圃。上年入选的单株种在株行圃，进行比较鉴定。注意隔离安全，尤其是常异花授粉作物要防止生物学混杂。生长期间进行必要的观察记载和比较鉴定。收获前综合各株行的全部表现进行选择。严格淘汰生长差，不符合要求的株行。入选的株行，既要行内的各株优良整齐，无杂劣株，还要各行间主要性状上表现基本一致。收获时先收杂劣株行并运出，以免遗漏混杂。在入选的株行中，再将优良典型、整齐一致的株行混收，下年混合繁殖。有的作物也可将入选植株行分别收获，分别脱粒。以便用于下年进行株系比较试验。

③株系圃。上年分别收获的株行不进行混合，而是分别种于株圃，即每系为一小区，对其典型性、丰产性等进一步比较鉴定。观察评比的选留标准与株行圃相似。入选株系视情况以系为单位收获，脱粒后，再混合或混合收获脱粒。所得种子，精选后妥善存贮。

④原种圃。将上年入选株系的种子混系播种于原种圃，以繁殖产生原种。原种圃要安全隔离，土壤肥沃，采用先进的农业技术和稀播等措施，以提高繁殖系数。要严格去杂去劣。收获后单脱、单藏、严防机械混杂和各种损害。

上述原种生产程序，经过株行圃、株系圃、原种圃的称为三年三圃制。原种生产程序中，选择典型优良单株是基础，株行比较鉴定是关键，因为单株性状，尤其是数量性状易受环境的影响，只有通过后代鉴定才更加可靠。选株数量宜多，这样可使后代群体保持较大的异质性，不致降低丰产性与适应性。作为提纯选株的基本材料必须是高纯度的，符合原品种典型性的材料。不能在混杂程度严重的地块上选

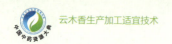

取单株。

（3）原种生产注意事项

①圃地的选择与隔离：原种生产的各圃都要选择旱涝保收、土壤肥力均匀一致、阳光充足、排灌方便、杂草少、鸟雀和禽畜为害较少的田块。老病田、低产田、涝洼地、山坡地、盐碱地和风砂地均不能作为原种生产田。

原种生产要在安全隔离条件下进行，时间隔离仅在一年多熟制地区有效，如在夏玉米地区可春播生产原种，但在一季春玉米地区时间隔离就行不通。空间隔离最常用最有效。隔离距离应视植物种类而定。

②栽培技术：优良品种的特性要在一定栽培条件下才能表现出来，原种生产应实行良种良法。

③种子收藏：要适时收获，储藏时要严格控制种子含水量，妥善贮藏。

④严防混杂和错乱：原种生产程序多，时间长，利用三系制种的植物种子种类更多，稍一不慎就会发生混杂和错乱。例如，不育系繁殖和不育系制种的种子根本不能从外形上区分开来。因此，田间种植位置，室内的容器装具，存放位置都必须严格作出标记，同时设两个标记。

⑤三圃面积比例：这与单株选择、株行圃、株系圃当选比例，栽培管理，施肥水平，以及原种圃采取的繁殖措施等关系密切，对品种典型性掌握准确，淘汰比例小，栽培管理和施肥水平高，繁殖倍数高，三圃面积逐步加大的比例就越大，反之就越小。推荐云木香原种生产株行圃、株系圃、原种圃的面积比例为1：10：50。

目前已选育的"云木香1号"和"云木香2号"品种，已获得省林业厅园艺植物新品种注册登记，目前为止尚未进行大面积的推广种植。

五、本草考证与道地沿革

木香始载于我国第一部药物专著秦汉时期的《神农本草经》，被列为上品药材，并说明其具有："主邪气，辟毒疫温鬼，强志主淋露，久服不梦寤魇寐，生山谷"。南北朝梁代的《名医别录》则称："一名密香，生永昌（今云南保山）山谷"；同时期的《本草经集注》也认为木香出自永昌，作为香料使用，但均没有植物形态描述。直到唐朝的《唐本草》才开始有植物形态的描述，曰："云此有二种，当以昆仑来者为佳，出西胡来者不善，叶似羊蹄而长，大花如菊花，其实黄黑，所在亦有之。"是本草对木香植物形态的最早记载。又到后唐五代时期的《蜀本草》云："今苑中种之，花黄，苗高三四尺，叶长八九寸，皱软而有毛"，对木香植物形态有了更加详细描述和开始试种。大约在宋代《图经本草》对木香认识开始有了分歧，虽引述了唐、蜀本草记载，但所绘植物图是马兜铃科的植物，到宋代的寇宗奭和清代吴其濬均认同《唐本草》的观点；近代本草学家黄胜白、陈重明认为古代木香应是菊科植物（青木香、土木香）*Inula helenium* L.。徐国均、祝璇等认为古代木香应为三类：①叶似羊蹄，花如菊花的旋覆花属（*Inula*）的土木香类。②叶似山芋叶，开紫花的马兜铃根，即青木香。③产于印度，形似枯，味苦粘牙，广州舶上来的广木香，为菊科植物木香*Aucklandia lappa* Decne. 的根。综合各种文献资料，历史上出现过多种木香植物，见表2-1。

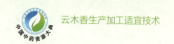

表2-1　历史上出现过的多种木香植物

植物名	别名	学名	产地
云木香	南木香、新木香、密香等	*Aucklandia lappa* Decne. [*Saussurea lappa* C. B. Clarke]	云南、四川、陕西等地，原产印度
木香	青木香、土木香	*Inula helenium* L.	陕西、甘肃、新疆、河南等
川木香		*Vladimiria souliei* (Franch.) Ling	四川西部和西北部、西藏东部
越西木香	大理木香、泡木香	*Vladimiria muliensis* (Hand. –Mazz) Ling	四川西南部
大理木香	菜木香	*Vladimiria edulis* (Franch.) Ling	云南西北部、四川西南部
马兜铃	青木香、天仙藤	*Aristolochia debilis* Sieb.et Zucc.	全国各地

　　木香之名始出《神农本草经》，应为木香之正名，陶弘景谓此即青木香。史上最早出现土青木香记载的是《蜀本草》："苗高三四尺，叶长八九寸，皱软而有毛，开黄花，恐亦是土木香种也。"即是今天植物学菊科旋覆花属Inula的土木香类植物。

　　木香历史上依赖进口，从宋代起（宋《图经本草》）"今帷广州舶上来，他无所出……以其形似枯骨。"李时珍也说"木香，南番诸国皆有"。木香多从广州进口，故称为广木香。都说明了木香原产地为印度、尼泊尔、克什米尔、巴基斯坦等地区。

六、地理分布与资源变迁

　　木香原产于印度、缅甸等国，经广州输入国内，故名"广木香"。后1935年，云南鹤庆籍华侨张茂名从印度带回种子，在云南丽江县鲁甸试种成功，因其品质优良，疗效显著，而享誉海内外，是云南著名的重要地道药材品种，被称为"云木香"。新中国成立后，国内的云木香栽培发展很快，广西、四川、甘肃、陕西、西藏及中南诸省均有引种栽培，现基本无进口。国外印度、缅甸、叙利亚等国也有产。

七、生态适宜分布区及适宜种植区

1. 全国生态适宜区分布情况

云木香主要分布于云南西北部、四川、重庆、湖北、湖南、贵州、陕西、甘肃（图2-4）。全国的种植区主要有：云南的丽江、宁蒗、玉龙、永胜、中甸、德钦、福贡、贡山、维西、兰坪、泸水、鹤庆、剑川、永平、南涧、大理、腾冲、保山、楚雄

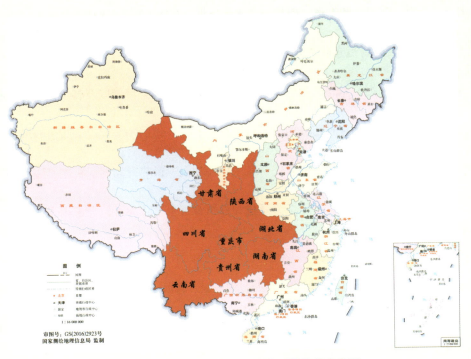

图2-4　红色区域为云木香国内主要栽培分布省区

15

大姚、昭通；四川的平武、宝兴、北川、理县、宜汉、广元、江油、旺苍、汉源、盐源、凉山、绵阳；重庆的大巴山、开县、南川、巫溪、奉节、云阳、丰都、武隆、涪陵、万县；湖北的宣恩、利川、鹤峰、巴东、建始、竹山、五峰、郧县、兴山、保康、南漳、沙市；湖南的龙山、桑植、安化、石门、隆回；贵州的赫章；陕西的平利、岚皋、镇平、西乡、宁强；甘肃文县、华亭。云木香产地全国总计有50多个县区。

地方习用品：川木香，分布于四川西部；灰毛川木香，分布于四川西部、西北部及西藏东部；越西木香，分布于四川越西；膜缘木香，分布于云南西北部和四川西北部；厚叶木香，分布于云南西北部及四川西南部；菜木香，分布于云南西北部及四川西南部；土木香，分布于黑龙江、吉林、辽宁、河南、河北、浙江、陕西、甘肃、新疆、四川；藏木香，分布于湖北、陕西、新疆、西藏、四川。

2. 云南云木香适宜种植区划分

杨丽云等根据云木香的生物学特性与生态环境的吻合程度以及各生态区云木香产量、质量的表现和在种植区内云木香生长发育与环境的吻合程度表现进行综合分析；以种植区内的热量和水分条件，其中以年均温、最热月均温、极端高温、年降雨量等自然条件，同时兼顾土壤、海拔和种植管理水平，为首先考虑因素，对云木香的种植适宜区进行了划分。

（1）最适宜区　包括滇西北及滇西，即玉龙、古城、维西、贡山、兰坪、香格里拉、德钦、宁蒗、大理、剑川、鹤庆、漾濞等县。这些地区海拔为2700~3100m，年均温7.2~12.0℃，最冷月均温 –1.1~2.5℃，最热月均温13.5~17.0℃，≥10℃年积温

1900~2650℃，年降水量800~1100mm，无霜期150~180天。自然灾害（雪灾）发生的频率较低。其土壤类型主要为玄武岩与混合变质岩、泥质岩类棕壤、暗棕壤等土壤类型，该类土壤土层深厚、质地疏松、保水保肥能力强。该类型气候条件及土壤类型条件极适宜云木香的生长发育，在科学管理条件下易获得高产，是基地选择的重要经济栽培区。这些地区种植的云木香味香浓，油气足，不空心，质量好，久负盛名而畅销国内外。

（2）次适宜区　包括云龙、永胜、泸水、腾冲、保山、昌宁、凤庆、永德、镇康、施甸、龙陵、永平、南涧、禄劝等地，以及曲靖、昭通的大关、盐津、永善、镇雄、彝良等大部分地区。这些地区海拔2500~2700m，年均温12~14℃，最冷月均温2~4℃，最热月均温17~19.5℃，≥10℃年积温2650~3100℃，年降水量700~800mm，无霜期180天以上。海拔3100~3200m，年均温6.5~7.2℃，最冷月均温-1.1~0.2℃，最热月均温13.5~14.6℃，≥10℃年积温1700~1900℃，年降水量1100~1200mm，无霜期150天以下。这些区域的自然条件基本满足云木香生长发育所需要的光、温、水、热、肥条件，但产量与质量都比不上滇西北的三江并流地区。

（3）不适宜区　海拔低于2500m，年均温高于14℃，最冷月均温高于5℃，最热月均温高于20℃，≥10℃年积温高于3100℃，年降水量低于700mm，无霜期200天以上的区域和海拔高于3200m，年均温低于7.2℃，最冷月均温在0℃以下，最热月均温13℃以下，≥10℃年积温在1700℃以下，年降水量在1200mm以上，无霜期120天以下的区域均不适合种植云木香。

第 **3** 章

云木香栽培技术

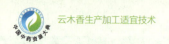

一、种植历史及现状

1. 种植历史

云木香原产印度，1935年云南鹤庆商人张相臣从原产地印度获得木香种子，后栽于丽江鲁甸，逐步发展，销售到广州，称"新木香"。新木香因色泽棕黄，根条均匀，不枯心，味浓，油性足，被称为国产真货。1959年首次出口，被誉为"云木香"。云南滇西北种植云木香历史悠久，所产云木香已成为云南的道地药材，目前已在丽江、迪庆、大理广泛栽培，并逐步向周围区域扩展。60年代初，四川、湖北、陕西由云南引种成功，目前全国有50多个县区种植云木香。云木香历史上最大种植面积曾达40万亩，年产量约40 000t。云南滇西北地区是质量最优的云木香基地。

随着云木香市场价格的波动，当云木香价格低于种植成本时，致使部分地区的农民只挖不种，基本沦为半野生状态。而据云南中药资源普查资料显示，仅滇西北丽江、迪庆两个高寒地区适宜发展云木香的土地近40万亩，只要有计划的种植2～3万亩就可保证市场需求。

2. 云木香种植现状

目前，重庆、云南、四川等地均有出产。重庆开州区的地理环境非常的适合云木香的生长，开州区云木香种植面积产量约占全国木香总产量的70%，年产量为5500多吨，占全国总产量的68.75%。

云木香在云南的主要种植区域为滇西北的丽江、迪庆、怒江和大理，此外在保山、临沧、昆明以及曲靖、昭通也有部分种植。据统计，2015年云南全省云木香产量在1500t左右，2016年云南省云木香种植面积10.46万亩，总产量为1000t上下，约占全国总产量的30%。

二、种植材料

云木香的繁殖材料为种子或细根。

（1）有性繁殖　以颗粒饱满，发芽率大于80%，千粒重大于23g，净度大于90%的Ⅰ级、Ⅱ级云木香种子为繁殖材料（图3-1）。

（2）无性繁殖　云木香通常用种子繁殖。但在种子缺乏和优良品种继代繁殖的情况下，可用不宜入药的、直径3～5mm的细根繁殖。因其生命力强，栽后一般可出芽生长，但长出的根体形较差，自细根的端部丛生许多矮小的侧根，产品质量较差（图3-2）。

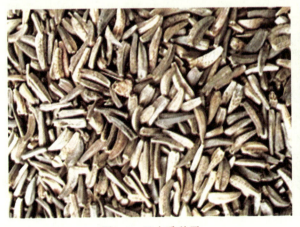

图3-1　云木香种子

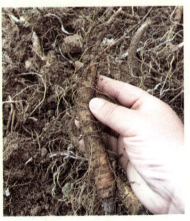

图3-2　云木香种苗

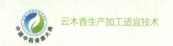

三、种子种苗的检验及等级

1. 种子检验规程

（1）检验执行标准

抽样：每批种子随机抽取1kg，抽样方法按GB/T 3543.2.1995的规定执行。

净度：符合GB/T 3543.3—1995的规定。

发芽试验：实验室种子发芽箱的温度控制在20～25℃，按GB/T 3543.4.1995的规定执行。

纯度：符合GB/T 3543.5—1995的规定。

水分测定：按GB/T 3543.6.1995的规定执行。

千粒重测定：按GB/T 3543.7—1995的规定执行。

结果判定：各项指标均达到标准要求的判定为合格种子。

结果报告：种子检验结果单是按照GB/T 3543.1—1995的规定进行抽样与检测。

（2）种子检验方法

种子色泽检验：种子应颗粒饱满，颜色呈暗棕色至灰棕色。

净度检验：将试样进行人工分选，分为合格种子、废种子和杂质，按以下公式计算云木香种子净度：种子净度（％）=种子重量（100％）−［废种子含量（％）+杂质含量（％）］。

发芽率测定：随机选取50粒种子，冷水浸泡24小时，然后放在铺有滤纸的培养皿中进行发芽实验，加蒸馏水，培养箱发芽温度20℃，10天时根据发芽种子的数量确定种子发芽率。

种子发芽率（%）＝（发芽数量/试样数量）×100%。

水分测定：取样品2份，每份3～5g，放入称量盒内称重，置入烘箱内在105℃±2%恒温下，经3小时取出称量盒，盖好盖子放入干燥器中冷却，约30分钟后取出称重，记下重量接着再放入105℃的烘箱内烘1小时，冷却后称重，直至后次称重和前次称重误差不超过0.02g为止，记下最后一次重量作为烘干后重量。

按下式计算水分含量，种子水分（%）＝（烘前试样重−烘后试样重）/烘前试样重×100%。

千粒重测定：取净度为100%的种子，将样品混合后随机两份试样，每份1 000粒，放在天平上称重，精确到0.1g。取平均重量为该样品的千粒重。按下式计算云木香种子的千粒重。

千粒重（g）＝种子实际含水量千粒重（g）×重量折算系数；

重量折算系数＝（100−实际含水量）÷（100−规定含水量）

2. 种子质量标准

以净度、发芽率、含水量、千粒重和形态等为质量分级指标，将云木香的种子质量分为Ⅰ级、Ⅱ级、Ⅲ级。质量等级（表3–1）。

表3-1 云木香的种子质量分级

测定项目 \ 分级	Ⅰ级	Ⅱ级	Ⅲ级
净度	≥90	≥85，<90	≥80，<85
发芽率（%）	≥90	≥80，<90	≥70，<80
含水量（%）	<10	<10	<10
千粒重（g）	≥26	≥23，<26	≥20，<23
形态	线条卵形，长约7mm，暗棕色至灰棕色，大小均匀、饱满、干燥、无杂质	线状卵形，长约7mm，暗棕色至灰棕色，大小较均匀，较饱满、干燥、有少量瘪粒及杂质	线状卵形，长约7mm，暗棕色至灰棕色，大小不太均匀，不甚饱满、干燥、有一些瘪粒，杂质较多

3. 种苗质量标准

以苗高、苗粗、苗重、叶数和侧根数等为质量分级指标，将云木香的种苗质量分为Ⅰ级、Ⅱ级、Ⅲ级。质量等级（表3-2）。

表3-2 云木香的种苗质量分级

测定项目 \ 分级	苗高（cm）	苗粗（cm）	苗重（g）	叶数	侧根数
Ⅰ级	>20	>2	>6.25	>5	0
Ⅱ级	10~20	1~2	4~6.25	3~5	0~1
Ⅲ级	<10	<2	<4	<3	>1

四、栽培技术

1. 选地整地

（1）选地　海拔要求：以2500~3200m为宜；土壤要求：排水、保水性能好，地势朝北或东北方向、位置较高、土质疏松、富含腐殖质的土壤；土壤深厚、疏松肥沃、不积水的砂质土壤（群众称：黑油砂土）；生荒地、熟地均可栽培。前茬作物为马铃薯、当归、玉米等作物，但忌连作。

（2）整地　云南产区12月前耕翻5次，深35cm左右，翌年2月或3月再深翻1次，并施入底肥，一般每亩施腐熟的厩肥、羊粪等2500～5000kg，然后平整、耙细，作100～130cm宽的高畦，畦间沟宽20cm，深15～20cm，特别要注意平地深沟。以利排水管理。华北地区多作平畦，若原耕作层浅，则不宜深耕，以免翻出生土，影响云木香生长（图3-3）。

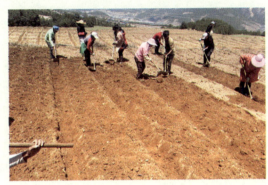

图3-3　整地

2. 选种

用当年新种子秋播，比将种子贮存起来于翌年春播为好。选Ⅰ级或Ⅱ级云木香种子作为播种用种，精选的种子可使发芽迅速，出苗整齐。

3. 繁殖方法

（1）种子直播

①播种时间：春、秋、冬三季播种，春播在4月上旬（惊蛰至清明之间，高海拔可推迟至5月中旬，低海拔提前到3月份，不宜过迟）。秋播在8～9月（白露至秋分之间，高海拔提前到8月，低海拔延迟到10月，不宜过早）。冬播在（大雪至小雪之间当年不出苗，次年早春出苗，较春播早了15～25天，出苗整齐）。播种期与成株

率以及产量关系（表3-3）：在春季可播种期间，越早播种成株率及产量越高；在秋季，越早播种产量反而降低；冬播较春播，秋播产量更高。由于气候差异，各地播种期有区别，播种时间根据当地情况而定。种子收获后，将种子晒干，扬净，春播用30℃温水浸泡，搅拌凉，漂去上面浮的杂质和秕粒，沉在底下的饱满种子泡24小时，取出种子，阴至半干后播种，种子经过处理，提前发芽，出苗整齐。播种后一周左右即可出苗。如果土壤干旱，无灌溉条件的，种子不宜处理，以免播后种子失水，丧失发芽能力。秋播种子不处理，直接采用穴播或条播。近年云南省怒江州维西县科技局推广地膜覆盖栽培，效果较好。

表3-3　云木香不同播种期成株率与产量比较

播种季节	播种期（月/日）	成株率（%）	产量（kg/hm²）	产量比	采收时间
春播	3/15	74.0	5784.74	100.00	播种后第3年10月收获，从播种到收获2.5年
	3/25	71.5	5670.00	95.70	
	4/5	64.0	5528.25	94.20	
	4/15	59.0	5369.25	94.0	
	4/25	42.0	4740.00	84.20	
	5/5	40.0	3996.75	70.60	
秋播	8/25	70.0	5572.5	86.70	播种后第4年10月收获，从播种到收获约3年
	9/5	76.0	5432.25	84.50	
	9/15	58.5	6422.25	100.00	
	9/25	80.5	6321.75	98.40	
	10/5	82.0	6372.00	99.30	
	10/15	77.5	6019.50	93.70	

②播种密度：把种子均匀撒入沟内，每公顷用种量11.25～15kg，覆土3～5cm。穴播每沟隔6～8cm放2～3粒种子，每公顷播种量7.5～15kg，播后覆土。如果土壤较湿，覆土5cm即可。四川、湖北采用高畦穴播，在130cm宽的高畦上开4行穴，穴距30cm，深5～7cm，每穴播种6～10粒，播后覆土，整平。

根据栽培试验表明，行穴距33cm为宜，过密产量增加不多，过稀产量明显下降。以重庆南川药物种植研究所多年栽培试验以及生产栽培比较，以行穴距33cm，每穴留苗3株，定苗是每亩留苗15 000株，生产中死亡率25%左右，生长3年收获时每亩有11 000株左右。产量稳定而且较高，如果加密则产量不增加或增加很少，过稀则产量明显减少。

③播种方法：播时在整好的畦田内，按穴行距33cm；开3cm左右深的沟，将种子均匀地撒于沟内（图3-4）；覆土耧平，稍加镇压。春播的墒情适宜，15天左右出苗，秋播的10～14天出苗。每亩用种量1～1.5kg。

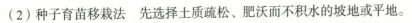

（2）种子育苗移栽法　先选择土质疏松、肥沃而不积水的坡地或平地。

①育苗：选择避风向阳，土层深厚，土质肥沃疏松，便于管理的砂壤田地，深翻0.3～0.4cm厚，将土块敲碎，再掺入腐殖土或细肥土，拌均敲细平整，于2月底至3月初，起宽100～120cm的高畦育苗。苗床要起

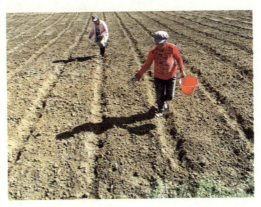

图3-4　播种

成高畦，利于排水，做到畦平土细，用喷壶浇透水，然后将处理好的种子与细土或砂拌匀，均匀撒在畦面上，然后用筛子边筛土边盖种，厚度1～1.5cm，要盖细、盖严、盖均匀，并稍加镇压，再搭小拱棚盖膜即可。育苗期要保持土壤的湿度和适当的阴蔽度，苗床管理与蔬菜小拱棚育苗管理基本相似，重点是水分、温度、通风和病虫害防治。苗长到3～4片真叶时，要及时揭膜炼苗和除草间苗等管理。②适时移栽：7～8月份趁雨水及时移栽。整地、起垄、密度与直播相同。注意要浇足定根水。移栽时注意保护幼苗的根系，移植的土地要符合木香种植要求，根要理顺。该方法费工费时，长势还不如其他方法好，目前只有少数地区还在沿用（云木香育苗移植法）。

（3）细根繁殖法　云木香通常用种子繁殖。但在种子缺乏和优良品种继代繁殖的情况下，可用不宜入药的、直径3～5mm的细根繁殖。因其生命力强，栽后一般可出芽生长，但长出的根体形较差，自细根的端部丛生许多矮小的侧根，产品质量较差。如用细根繁殖，按行距40cm×15cm距离种植。覆土把根盖严即可。

五、田间管理

（1）间苗补苗　云木香苗期需间两次苗，第一次苗高5cm左右间苗；第二次当苗长出4片真叶时，间隔15cm留一苗，穴播每穴留两苗，间出多余的苗子，补栽于缺苗处。在每年最后一次中耕要检查苗子，有缺苗的进行补栽，保证全苗，180 000株/公顷，只有全苗才能丰产。

（2）中耕除草　云木香出苗后有草就拔，因苗小，根浅不能除得太深，苗长到6～7片真叶时第2次浅除，切勿伤根，否则死苗。第三次7月中下旬除草。云

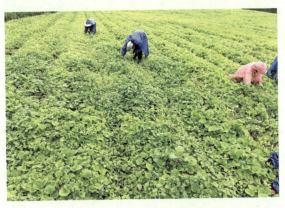

图3-5　云木香苗期除草

香生长第二年，返青苗出新叶，进行第一次锄草，7月中下旬进行第二次中耕除草，第三年返青出齐苗后，间苗一次，并除草松土（图3-5）。

（3）追肥　生长前期施氮肥，以促进植株茂盛生长；生长后期要多施磷钾肥，促使根长粗大。第一年以氮肥为主，配施一些磷肥；云木香定植后，结合第二次中耕除草时，第一年长出6片真叶时，追施一次厩肥，15 000～18 750kg/hm^2，7～8月份追施1:3人粪尿（粪尿：水）或硫酸铵225～300kg/hm^2。第二年苗出齐后结合第1次松土除草，追施厩肥11 250～15 000kg/hm^2，开沟施后培土。云木香生长过程中，天旱要浇水，第一年施化肥后，要浇水。

（4）培土　每年秋季要培土，防寒防冻。于秋末冬初，地上部分枯萎后，根部需要各培土一次，培土厚度10～12cm，或者进入冬季地上部分枯萎后覆盖2～5cm厚的腐殖土或细肥土，能提高产量和质量。

（5）排涝　在每年6～9月雨季时，云木香地块积水容易引起烂根，注意及时排水防涝。

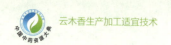

（6）揭膜　一般情况下，在云木香第一年的生长期间，为防止杂草，不揭地膜，到第2年3月结合追肥揭膜。

（7）割花薹，打老叶　生长两年后，在7～8月份结合中耕除草各打一次老叶，每株打去4～5片老叶，打下来的老叶和嫩叶可以做饲料。播后第二年5月份左右，有部分植株抽薹开花，应在刚抽薹时割掉，再抽再割，免得影响根部的生长，第三年为了留种用，除种株外，其余的花基也要割掉。

（8）清理田园　云木香生长期间发现病株后应立即拔除深埋或烧掉，对病穴进行彻底消毒。秋冬季将地上茎叶及杂物全部清理干净，集中烧毁，保持田间清洁，减少病原物。

（9）留种　3年后大部分开花结籽，一般于8～9月份当茎秆由青变褐色，冠毛接近散开时，种子即成熟，应及时分批割取健壮植株，剪下果穗，扎成小把倒挂通风干燥处，促使总苞散开，打出种子，除去杂物，晒干后用麻袋或木箱包装并贮存于通风干燥处。在河北、山东等地，于花期每株选一个果期较大花蕾留种，其余花薹全部摘除，以保证种子饱满和发芽率高。

六、施肥技术

1. 基肥

基肥主要是供给植物整个生长期中所需要的养分，为作物生长发育创造良好的土壤条件，也有改良土壤、培肥地力的作用。施用较高的底肥能极大地提高云木香产量，底肥采用30 000kg/hm²的腐熟农家肥和450kg/hm²复合肥。

2. 追肥

因云木香生长中植株叶片在5～7月是生长旺盛期，适当地施用尿素可促进叶片的生长，加强光合作用，而7～10月是根部生长旺盛期，适当的复合肥可快速补充根部对氮、磷和钾肥的需求。因此采用复合肥和尿素混合组成的复混肥对云木香的产量有很大的影响。追肥以450kg/hm²复合肥和300kg/hm²尿素混合使用对云木香的增产效果最好。

3. 提苗肥+促根肥

韩凤等在重庆南川区金佛山前星村的施肥试验表明，海拔1680m区域气候、土壤条件下种植云木香，在生长期中，施提苗肥+促根肥的产量最高，为10 447.22kg/hm² 干品，比施促根肥的增产3.5%，比施提苗肥的增产6.4%。施肥的比不施肥的产量高，因此，云木香生长的第一年，植株矮小，同时未抽茎干，施提苗肥+促根肥为佳；云木香生长二年以上植株，生长盛期时已全面封箱，施促根肥极不方便，因而每年应在出苗盛期，适时施一次提苗肥。

4. 叶面施肥

据调查，由于生产中存在种植技术不规范，产量极不稳定，在当地云木香最高产量高的达7500kg/hm²，低的只有1500kg/hm²，平均产4500kg/hm²左右。韩凤等在重庆南川区金佛山前星村三坪，海拔1680m区域气候、土壤条件下种植云木香，在植株生长盛期喷施微肥，以喷施金刚（2次/年）的产量最高，为9563.88kg/hm²

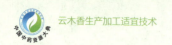

干品，较喷施收多（2次/年）的增产9.13%，较对照增产20.11%；喷施收多（2次/年）的产量较对照增产9.67%；不喷肥的产量相对较低。在生长期喷施叶面肥后产量较以前有很大提高。因此，云木香生产中喷施微肥是提高经济产量的重要措施之一。

5. 配比施肥

韩凤等研究氮、磷、钾肥及其配比对云木香产量影响的结果表明：以氮、磷、钾肥配施或磷、钾肥配施效果为佳，云木香鲜重产量分别可达40 532.41kg/hm²、39 629.63kg/hm²，单独施用氮、磷、钾肥或氮磷、氮钾肥配施的效果相对都较差，云木香鲜重产量为28 865.74～35 763.89kg/hm²。3种大量元素对云木香鲜重效应的大小依次是磷、氮、钾，说明磷、氮是云木香根产量形成的最主要元素。

七、病虫害及其防治

1. 防治原则

云木香病虫害的防治必须遵循"预防为主，综合防治"的植保工作方针。优先采用农业防治措施，通过认真选地、培育壮苗、非化学药剂种子处理、加强栽培管理、中耕除草、深翻晒土、清洁田园、轮作倒茬等一系列措施起到预防病虫害发生的作用。在病虫已经发生时，必须使用化学治。化学防治具有速效性、简易性、适应性等优点，但也存在着容易污染环境、杀伤有益生物及易导致病菌或害虫产生抗药性等缺点。

2. 病害防治

（1）根腐病　近年来，随着云木香栽培面积不断扩大，根腐病田间发病率一般在10%～25%，重者可达30%以上，对云木香产量造成较大影响，已成为云木香栽培过程中的重要病害之一。韩凤等研究表明镰刀菌属真菌（*Fusarium oxyporum* f. sp. *ciceris isolate*）是引起云木香根腐病的致病菌。根腐病的症状是幼苗染病后，生长停止，呈老苗，叶片失绿，叶脉变红，直到叶片脱绿，全苗死亡，地下部的根为黄褐色，呈水渍状腐烂，根皮易脱落并有臭味。第二、三年植株染病后，根部变黑腐烂，有异臭味，木质部呈黑色，地上部分叶形变小、叶黄、枝条发育不全，发病严重时全株枯死。根腐病，一般于5～6月始发，高温多雨，排水不良地块最易发生。

防治方法：田间管理应尽量减少机械损伤，雨季注意开沟排水，防止田间积水；发现病株及时拔除，并用生石灰进行土壤消毒；发病初期，用50%多菌灵可湿性粉剂或75%百菌清800～1000倍液；中后期用70%甲基托布津800～1000倍液，或70%恶霉灵可湿性粉剂3000～4000倍液，或64%杀毒矾可湿性粉剂500倍液灌根，间隔7～10天施用1次，连续灌根2～3次。

（2）早疫病　该病由链格孢菌（*Alternaria* sp.）引起。发病初期叶片出现水渍状暗褐色病斑，后扩大至近圆形，大小4～10mm，有同心轮纹，边缘多具浅绿色或黄色晕环。天气潮湿时病斑长出黑霉。常以植株下部叶片先发病，逐渐向植株上部转移，发生盛期为8～9月云木香生长后期。该病发生严重时，多个病斑可联合成不规

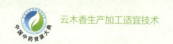

则形大斑，造成叶片早枯、死亡。茎部发病，产生褐色不规则病斑，同心轮纹不明显，表明生灰黑色霉状物。

防治方法：农业防治，冬季清除田间植株残体，减少初侵染源；生长期中结合田间清除杂草等管理，摘除植株的基部老黄病叶，减少侵染源；药剂防治，发病初期可喷施50%多毒威可湿性粉剂600～800倍液或50%速克灵可湿性粉剂1200倍液进行防治。

（3）炭疽病　该病由炭疽菌（*Colletotrichum* sp.）叶片染病，初生水渍状小斑点，扩大后为近圆形灰褐色病斑，中央略下陷，呈薄纸状，边缘褐色。发病后期，病斑灰白色，半透明，易穿孔。

防治方法：秋冬季，清洁田园，清扫枯枝落叶，集中烧毁；选择地势较高、排水较好的地块种植，雨季及时排除田间积水，合理施肥，适当增施磷、钾肥；发病初期可用25%炭特灵可湿性粉剂500倍液或80%炭疽福美可湿性粉剂800倍液喷施，每隔7～10天喷施1次，连续喷施2～3次。

（4）霜霉病　叶片正面初出现局部褪绿小斑，以后病斑扩展受叶脉限制而成淡黄色多角形或不规则形，后期病部组织逐渐坏死变成黄褐色。潮湿时，病斑背面生白色霜状物（孢子囊梗及孢子囊）。病斑多时，相互合并而成大斑块，叶片发黄和早衰。该病在国内尚未有记载，在宝兴县云木香种植基地有局部发生。病害在8月下旬至10月上旬为发病高峰期。

防治方法：清除田间植株残体；在发病初期施用波尔多液、甲霜灵等杀菌剂。

3. 虫害防治

（1）蚜虫　成蚜和若蚜多在叶背或茎上吸取组织汁液，严重时茎叶发黄，植株生长受阻。二蚜主要在7～10月上旬发生，危害较轻，云木香种植地高海拔，气候寒冷，湿度较大，不适于蚜虫发生，蚜害相对轻。发生轻时，不必专门进行药剂防治。

防治方法：冬季清除枯枝落叶，集中深埋或烧毁；发生期及时喷洒50%抗蚜威可湿性粉剂2000～3000倍液或10%蚜虫净可湿性粉剂4000～5000倍液，每7天喷1次，连续几次。

（2）短额负蝗　习称"蚱蜢"，成、若虫咬食叶片，造成叶片有孔洞和缺刻，严重时吃光大部分叶肉，仅剩叶脉。

防治方法：冬季结合烧灰土积肥，铲除杂草，减少虫卵越冬场所；若虫发生盛期，可人工捕杀，以减轻危害；用7.5%鱼藤精800倍液，每隔5～7天喷1次。连续2～3次。

（3）银纹夜蛾　4～5月以幼虫咬食叶片呈孔洞和缺刻，严重时嫩叶被食光，影响云木香生长。

防治方法：冬季清除枯枝落叶烧毁，清除越冬虫源；4月上中旬初孵幼虫发生期喷药防治，可用90%晶体敌百虫1000倍液，或用5%鱼藤酮乳油1000～1500倍液，或40%硫酸烟碱乳油800～1000倍液喷雾，任选一种，防治效果均好。此外，还可用2.5%敌杀死3000～5000倍液或20%杀灭菊酯乳油3000倍液喷雾防治。

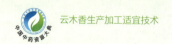

4. 农药使用准则

云木香生产应从整个生态系统出发，综合运用各种防治措施，创造不利于病虫害孳生而有利于各类天敌繁衍的环境条件，保持整个生态系统的平衡和生物多样化，减少各类病虫害所造成的损失。优先采用农业措施，通过认真选地、培育壮苗、非化学药剂种子处理、加强栽培管理、中耕除草、深翻晒土、清洁田园、轮作倒茬等一系列措施起到防治病虫的作用。特殊情况下必须使用农药时，应严格遵守以下准则。

（1）允许使用植物源农药、动物源农药、微生物源农药和矿物源农药中的硫制剂、铜制剂。

（2）严格禁止使用剧毒、高毒、高残留或者具有三致（致癌、致畸、致突变）农药。

（3）允许有限度地使用部分有机合成化学农药　①应尽量选用低毒、低残留农药。如需使用未列出的农药新种类，须取得专门机构同意后方可使用。②每种有机合成农药在一年内允许最多使用1～2次。③最后一次施药距采挖间隔天数不得少于30～50天。④提倡交替使用有机合成化学农药。⑤在云木香种植时禁止使用化学除草剂。

八、地区性特色适宜技术

1. 地膜覆盖

地膜覆盖栽培技术在云木香生产上的应用，可以减少地表面水分蒸发，提高土壤保水效果，节约水资源；提高了云木香的出苗率；减少病虫、草的危害，大大降低了栽培云木香的人力、物力和财力；使云木香根系发达，茎叶生长快，可提高云木香产量。康平德等研究表明，通过地膜覆盖栽培云木香，出苗率可达90%以上，2年生的主根长达20.36～42.71cm；最大根粗达3.37～5.40cm；折干率达31.60%～34.74%；最高产量可达10 032kg/hm²；总灰分小于4%，酸不溶灰分小于0.2%。

2. 间套种

随着云木香等中药材品种种植技术日益成熟，玉龙县的鲁甸乡等地出现了云木香与白芸豆、玉米、蔬菜、秦艽等间作种植模式，用两种或多种农作物与木香或秦艽等药材一同种植，各种植物都长得非常好。不仅可以充分利用土地，以及植物生长时的有效空间来满足各种植物的生长需求，又可充分利用同季节各种植物生长对土壤养分、阳光、温湿度要求的差异，最大限度利用水、肥、光、热等植物所需的各种营养物质，在同一块土地上收获多种农作物，能较大幅度提高药材种植与农作物的经济效益和社会效益。

目前，云木香与玉米或白芸豆间作种植的技术较为成熟。一般采用起高垄，一垄云木香一垄白芸豆或玉米相间种植的方式，按垄距80～90cm起垄，垄间沟宽20～30cm，垄面宽60cm。云木香每垄种2～3行，行距15cm，穴距20cm；白芸豆每垄种一行，株距30～35cm；玉米每垄种两行，"品"字形种植，行距30cm，株距30～35cm。管理同常规种植。有此种植模式的地方第一年玉米或白芸豆收获后，其垄上种植一季绿肥、蔓菁或白菜，第二年再种玉米或白芸豆。这样既不影响云木香

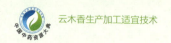

产量，又能提高经济收入。

在甘肃陇南地区与冬小麦进行套种。在50cm宽的垄面上人工开穴点播2行云木香，行距30cm，穴距28cm，穴深3～4cm，每穴点种子3～4粒，播量为12～15kg/hm²，保苗12万株/公顷。人工开穴点播时，点播棍直径为2.0～2.5cm，点播后用湿土盖好穴孔和膜孔，防种子风干和大风刮起地膜。云木香播前用35℃左右的温水浸种24小时，捞出控干后立即播种。该项技术可使冬小麦产量达到12 000kg/hm²，还可增产云木香3000kg/hm²，产值较单种冬小麦增加1.14万元/公顷。

云南省农业科学院高山经济植物研究所和云南植物药业有限公司发明了一种白及与云木香间种的方法。包括以下步骤：①整地：整地时的底肥是施入腐熟农家肥30 000～45 000kg/hm²和含N≥15%、P_2O_5≥15%和K_2O≥15%（以质量分数计）的复合肥225～450kg/hm²；②理墒：南北方向开墒，墒宽100～120cm，墒高20～25cm，沟宽20～30cm；③间植：云木香种子和白及球茎于每年的3～4月同时种植，在从墒面东边的墒面边缘至西方向的30～50cm宽的墒面土地上种植白及球茎，其余墒面土地上种植云木香；白及球茎的株行距为8～10cm×10～15cm，开沟种植，沟深5～8cm，放置白及球茎后覆土2～4cm，白及球茎用种量为500～600kg/hm²；在种植云木香的土地上采用三角形穴播种，穴距为10～20cm×20～30cm，云木香的播种量为12～15kg/hm²；④追肥：第一次追肥时间在种植云木香种子和白及球茎的第1年的5～6月苗齐时，施入含N≥45%（以质量分数计）的尿素225～450kg/hm²；第二次追肥时间在种植云木香种子和白及球茎的第1年的8～9月，施入含N≥15%，

$P_2O_5 \geq 15\%$，$K_2O \geq 15\%$（以质量分数计）的复合肥$300\sim600kg/hm^2$；第三次施肥时间在种植云木香种子和白及球茎的第1年的11～12月，在墒面覆盖腐熟农家肥15 000～30 000kg/hm²；第四次施肥时间在种植云木香种子和白及球茎的第2年的6～7月，施入含N≥15%，$P_2O_5 \geq 15\%$，$K_2O \geq 15\%$（以质量分数计）的复合肥300～600kg/hm²；⑤田间管理：在种植云木香的第2年对种植云木香的墒面培土2～3次；⑥采收：在云木香和白及间种的第2年的11～12月同时对云木香和白及进行采挖。

九、药材采收和加工技术

1. 生长年限及物后期

云木香用种子繁殖，9月份播种，10～14天开始出苗，15～30天为出苗盛期，当年只长2～3片叶；第2年也只有基生叶；第3年起抽薹开花。3月中旬至4月中旬播种，15～30天开始出苗，25～40天为出苗盛期，当年只长出较大的叶片；从第2年开始每年均开花结果。云木香从第1年的2月下旬播种→3月中旬出苗→11月枯萎倒苗，有效生育期约8个月；第2、3年有效生育期同第1年。从第1年2月下旬播种至第3年10月收获，占地时间33个月左右（表3-4，图3-6至图3-9）。

表3-4　云木香物候期

生长发育期	初期	盛期	末期
出苗期	3月下旬—4月初	4月上旬	4月下旬
生长期	4月下旬	5月上旬	5月中旬

续表

生长发育期	初期	盛期	末期
孕蕾期	5月下旬	6月中旬	7月中旬
开花期	6月上旬	6月下旬	7月下旬
种子成熟期	8月上旬	8月中旬	8月下旬
植株黄化期	10月下旬	11月上旬	11月中旬
倒苗期	11月上旬	11月中旬	11月下旬

2. 采收

（1）采收年限　第1年3月播种，生长良好的，可在第2年11月收获；一般生长到第3年收获；亦有种植4～6年才收获。种植年限不同的云木香其化学成分是

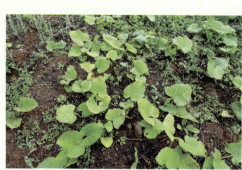

图3-6　云木香苗期

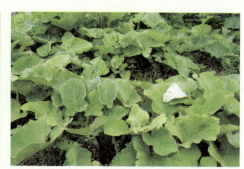

图3-7　云木香生长期

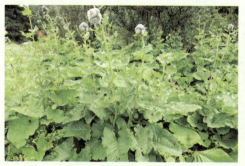

图3-8　云木香孕蕾期

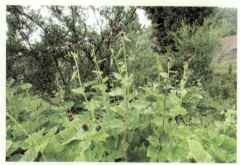

图3-9　云木香开花期

一样的，但含量存在差别。醇溶性成分和挥发油含量以种植5年的云木香产量最高；种植3～4年次之；栽培2年的云木香上述两类成分的含量均较低。而菊糖的含量则大致相反，年限长的含量较低。以醇溶性成分和挥发油成分为质量指标则以种植年限长的质量为佳。但种植4年的云木香主根开始枯朽而空心。种植3年的云木香较2年的云木香，其平均产量可提高38.25%（表3-5）。综合各因素，云木香的产量以种植3年的最高，其质量与种植4年的云木香接近，因此以种植3年采收为最佳。

（2）采收时间 云木香在4个采收期的主根长在20.36～42.71cm之间，9月20日的3个重复平均主根长最大，为36.67cm；10月20日的最小，为27.63cm；主根长在4个采收期间增长没有规律。云木香在不同采收期的最大根粗在3.37～5.40cm之间，8月20日的3个重复平均最大根粗是4.10cm，9月20日的是3.78cm，10月20日的是4.26cm，11月20日的最大，为4.31cm（表3-5）。

表3-5 木香收获年限试验产量比较

收获年限	小区面积（m²）	重复					亩产鲜品（kg）	亩产产品（kg）	位次
		I	II	III	合计	平均值			
1	4.32	3.90	4.50	4.15	12.55	4.18	9676.50	2220.76	3
2	4.32	11.60	12.15	11.95	35.70	11.90	27 547.95	8776.78	2
3	4.32	17.30	19.50	18.00	54.80	18.27	42 294.15	12 134.19	1
合计		32.8	36.15	34.10	103.05				

云木香平均单株鲜重在4个采收期变化较明显，随着栽培时间增长而逐渐增加，时间11月20日的平均单株鲜重最大，10月20日平均单株鲜重次之。云木香在4个采收期的3个重复鲜重/平方米、干重/平方米、折干率均是随种植时间的增加而增加，10月20日、11月20日的鲜重/平方米、干重/平方米较高，4个采收期的云木香根3个重复的平均折干率在31.60%～34.74%之间，10月20日、11月20的折干率较大，4个采收期间折干率变化不大（表3-6）。

表3-6 不同采收期云木香产量性状

采收期	重复	主根长 （cm）	根粗 （cm）	单株鲜重 （g）	鲜重 （m²/g）	干重 （m²/g）	折干率 （%）
2016-8-20	Ⅰ	30.10	3.37	142.35	3320.00	1077.67	32.46
	Ⅱ	34.00	3.62	115.52	3210.00	1010.19	31.47
	Ⅲ	32.90	3.42	152.29	3570.00	1102.42	30.88
	平均值	32.23	4.10	136.72	3366.67	1063.87	31.60
2016-9-20	Ⅰ	33.01	3.16	157.49	3700.00	1329.41	35.93
	Ⅱ	34.25	3.61	191.00	4100.00	1380.47	33.67
	Ⅲ	42.75	4.58	133.35	3500.00	1118.95	31.97
	平均值	36.67	3.78	160.61	3766.67	1275.39	33.86
2016-10-20	Ⅰ	20.36	3.68	171.00	4045.00	1536.70	37.99
	Ⅱ	29.58	3.99	144.45	3980.00	1279.57	32.15
	Ⅲ	32.95	5.12	235.80	4138.00	1328.71	32.11
	平均值	27.63	4.26	183.75	4054.33	1381.72	34.08

续表

采收期	重复	主根长（cm）	根粗（cm）	单株鲜重（g）	鲜重（m²/g）	干重（m²/g）	折干率（%）
2016–11–20	Ⅰ	32.24	3.62	193.00	4172.00	1403.04	33.63
	Ⅱ	28.30	3.90	166.00	4215.00	1459.23	34.62
	Ⅲ	30.00	5.40	249.00	3945.00	1418.62	35.96
	平均值	30.18	4.31	202.67	4110.67	1428.05	34.74

种植2年的云木香在9月20日—11月20日采收，单位面积产量较高，有效成分较高，水分小于12%，总灰分小于4%，酸不溶灰分小于2%（表3–7）。

表3–7　不同栽培年限不同采收期的云木香有效成分

采收期	栽培年限	水分（%）	总灰分（%）	酸不溶灰分（%）	木香烃内酯+去氢木香内酯（%）
2005–8–20	1	/	/	/	1.5
2005–9–20	1	/	/	/	1.7
2005–10–20	1	/	/	2.1	/
2005–11–20	1	/	/	/	2.6
2006–8–20	2	11.69	3.85	1.62	3.3
2006–9–20	2	10.81	3.73	1.66	3.7
2006–10–20	2	11.22	3.75	1.69	3.9
2006–11–20	2	10.62	3.56	1.81	4.9

（3）不同产地和采收时间　由表3–8和表3–9可知，在7~12月采收期内，云木香药材中木香烃内酯的含量在2.68%~5.04%波动，平均含量3.58%，去氢木香内酯的

含量在1.18%～2.40%波动，平均含量1.74%。木香烃内酯和去氢木香内酯的总量为5.32%（4.01%～7.44%），均可满足药典规定的限度（不得少于1.8%）。因此，云木香在9～12月期间，即秋、冬两季均可采挖。

在3个不同产地、不同时间所采集的18份云木香药材中（表3-8），以10月份采收的云南鲁甸乡新主村采集的云木香质量最佳，但不同采收时间的指标成分的含量总体上变化不大。以云南丽江市玉龙县鲁甸乡新主村产的云木香为例，9～12月份的指标成分含量无明显的差异。通过比较分析，湖南与云南产的云木香中木香烃内酯、去氢木香内酯含量及总量差异不显著，而陕西安康产木香与湖南、云南产的木香中木香烃内酯、去氢木香内酯含量及总量有一定的差异（$P < 0.05$）。

表3-8 云木香样品采集地和采收时间

序号	样品编号	采集地点	采收时间
1	Hmx20100803	湖南张家界龙山	2010-08-03
2	Hmx20100902	湖南张家界龙山	2010-09-02
3	Hmx20101007	湖南张家界龙山	2010-10-07
4	Hmx20101104	湖南张家界龙山	201011-04
5	Hmx20101205	湖南张家界龙山	2010-12-05
6	HYmx20090910	云南省丽江市玉龙县鲁甸乡新主村	2009-09-10
7	HYmx20090926	云南省丽江市玉龙县鲁甸乡新主村	2009-09-26
8	HYmx20091010	云南省丽江市玉龙县鲁甸乡新主村	2009-10-10
9	HYmx20091025	云南省丽江市玉龙县鲁甸乡新主村	2009-10-25
10	HYmx20091110	云南省丽江市玉龙县鲁甸乡新主村	2009-11-10

续表

序号	样品编号	采集地点	采收时间
11	HYmx20091125	云南省丽江市玉龙县鲁甸乡新主村	2009-11-25
12	HYmx20091210	云南省丽江市玉龙县鲁甸乡新主村	2009-12-10
13	HYmx20091220	云南省丽江市玉龙县鲁甸乡新主村	2009-12-20
14	HYmx200710-LD	云南鲁甸乡鲁甸村	2007-10
15	HYmx200711	云南维西县永春乡	2007-11
16	Hmx201000915	陕西西安平利县	2010-09-15
17	Hmx20101020	陕西西安平利县	2010-10-20
18	Hmx20101104	陕西西安平利县	2010-11-04

表3-9 云木香药材中两种成分含量比较（$\pm s$）%

序号	样品编号	去氢木香内酯含量	木香烃内酯含量	总量
1	Hmx20100803	1.45 ± 0.01	3.48 ± 0.02	4.93
2	Hmx20100902	1.68 ± 0.02	3.02 ± 0.02	4.70
3	Hmx20101007	1.19 ± 0.02	2.82 ± 0.03	4.01
4	Hmx20101104	1.18 ± 0.23	3.17 ± 0.60	4.35
5	Hmx20101205	1.74 ± 0.00	3.90 ± 0.01	5.64
6	HYmx20090910	1.91 ± 0.01	3.90 ± 0.02	5.81
7	HYmx20090926	2.14 ± 0.02	3.48 ± 0.02	5.62
8	HYmx20091010	2.40 ± 0.10	5.04 ± 0.20	7.44
9	HYmx20091025	2.24 ± 0.01	4.14 ± 0.04	6.38
10	HYmx20091110	1.29 ± 0.02	2.96 ± 0.04	4.25
11	HYmx20091125	2.34 ± 0.21	4.48 ± 0.02	6.82
12	HYmx20091210	2.15 ± 0.02	4.54 ± 0.02	6.69
13	HYmx20091220	2.37 ± 0.23	4.55 ± 0.07	6.92
14	HYmx200710-LD	1.76 ± 0.03	3.13 ± 0.06	4.89

续表

序号	样品编号	去氢木香内酯含量	木香烃内酯含量	总量
15	HYmx200711	1.34 ± 0.00	2.69 ± 0.01	4.03
16	Hmx201000915	1.41 ± 0.01	3.06 ± 0.03	4.47
17	Hmx20101020	1.31 ± 0.00	3.10 ± 0.01	4.41
18	Hmx20101104	1.38 ± 0.00	2.90 ± 0.02	4.28

3. 加工

（1）云木香产地初加工　秋、冬季采挖，连根挖起后，除去茎叶、切去芦头和须根、叉枝等（注意不可水洗）。趁鲜切成6～10cm长的段；根头部较粗大时，切成3～5cm片块，进行干燥。干燥方法有暴晒或50℃内烘干（但需注意干燥时温度不宜过高，最好不要超过50℃，一旦过这一温度，造成跑油，药材质量就会明显下降），干燥后除去粗皮。云木香以条匀、质坚实、不枯不空心、油性足、香气浓者为佳。

（2）云木香的切片工艺　云木香为含挥发性成分的药材，市售商品饮片形状、大小、薄厚、成分含量差异很大，严重影响了饮片的质量。在应用阶段切制加工时，如切片太薄，面积增大，挥发性成分容易散失；切片太厚，有效成分又不易熬出。因此，云木香的切片工艺十分重要（图3-10）。

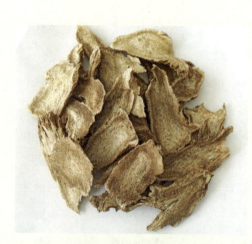

图3-10　云木香饮片

张旭等采用正交试验设计，以

HPLC法测定不同切制条件下木香饮片中木香烃内酯和去氢木香内酯含量，以综合加权评分法确定木香饮片最佳切制工艺。结果：云木香最佳切制工艺为30g药材切成2mm薄片，加0.3倍量水浸润8小时，切片后15小时自然阴干。实验选择了直径约为2.9cm，质量为30g的药材为实验材料。在单因素考察的基础上，以浸润加水量A、浸润时间B、干燥时间C和切片厚度D为考察因素，以木香烃内酯和去氢木香内酯含量为指标，进行正交试验，结果见表3-10。

表3-10　正交试验结果

分组	A	B	C	D	粉末重量（g）	木香烃内酯（%）	去氢木香内酯（%）	综合评分
1	1	1	1	1	0.301 1	4.247 5	4.848 0	100.00
2	1	2	2	2	0.300 7	3.731 6	4.763 3	93.05
3	1	3	3	3	0.300 5	3.954 0	3.494 3	82.58
4	2	1	2	3	0.301 1	1.645 6	3.557 5	56.06
5	2	2	3	1	0.300 6	3.409 4	3.840 7	79.75
6	2	3	1	2	0.300 1	3.036 8	4.116 9	78.21
7	3	1	3	2	0.301 1	3.012 2	3.634 4	72.94
8	3	2	1	3	0.300 8	2.866 9	3.519 7	70.05
9	3	3	2	1	0.300 9	3.191 8	4.126 8	80.13
K_1	91.877	76.333	82.753	86.627				
K_2	71.340	80.950	76.413	81.400				
K_3	74.373	80.307	78.423	69.563				
R	20.537	4.617	6.340	17.064				

注：综合评分=50×木香烃内酯%含量/最大木香烃内酯含量%+50×去氢木香内酯%含量/最大去氢木香内酯%含量。

表3-11　方差分析结果

	离均差平方和	均方	自由度	F值	P值
A	737.322	368.66	2	19.654	<0.05
B	37.515	18.578	2	1.000	>0.05
C	62.985	31.493	2	1.679	>0.05
D	458.582	229.29	2	12.224	>0.05
误差	37.52	18.76	2		

注：$F_{0.01}$（2，2）=99.00；$F_{0.05}$（2，2）=19.00

由正交试验方差分析结果（表3-11）可知，切制木香的影响因素主次顺序为：A（浸润加水量）>D（切片厚度）>C（干燥时间）>B（浸润时间），且浸润加水量对木香烃内酯和去氢木香内酯的含量影响显著。根据直观分析及生产实际情况可确定木香的最佳切制工艺为$A_1B_1C_1D_2$。

（3）云木香的炮制加工　古、今文献记载了云木香的多种炮制方法，如煨制、清炒、麸炒、酒制切片等，煨制木香又分为纸煨、麸煨、面煨、滑石粉煨。近代以来主要有清洗，稍泡，切厚片、纸煨、麸煨、麸炒等。

①生品：云木香多以生片入药。药材用清水淘洗后，捞出，大小分开；大块吸润12～24小时，小块吸润5～10小时；经常洒水吸至透心为止；铡成厚约1.7cm的平片，晒干（切勿烘烤），筛除灰屑即可。

②清炒品：取云木香生片置于锅中，文火炒至表面微黄色取出放凉。

③麸炒品：锅预热后，撒入麸皮，炒至冒烟时投入云木香片生片（麸皮：药

材=1∶10），炒至深黄色，筛去麸皮，放凉。

④麸煨品：取麦麸和云木香生片（麸皮∶药材=2∶5），同时置于锅内，文火加热，适当翻动，至云木香呈黄棕色时取出，筛去麦麸，放凉。

⑤面煨品：湿面裹煨至香熟，取出，地上放凉，去面，锉焙。或将木香截成16mm长段；另取面粉加水适量，做成适宜的面团，将木香段逐个包裹，置于炉旁焙煨至面皮焦黄色，待闻到木香气味；取出，放凉，除去面皮（木香∶面粉=5∶3）。

⑥纸煨品：取云木香片状生品，在铁丝匾中，与草纸间隔平铺数层，置于80℃电热干燥箱内，烘至云木香中所含的挥发油渗至纸上，取出放凉。

⑦蒸制品：取云木香片状生品，用水浸润2小时，在锅中蒸制1小时，50℃下烘干，取出放凉。

⑧酒制品：取云木香刷除灰屑，置于适宜容器内用酒浸泡（木香∶酒=4∶1）；经常翻动，使酒均匀渗入药内；润透后切成薄片，晒干。

（4）不同炮制方法的质量比较　文加旭采用超临界CO_2萃取法提取云木香生品和各炮制品中的挥发油（表3-12），并对挥发油的各色谱峰的MS图谱进行分析，鉴定了各云木香挥发油中的大部分化学成分，生品29种，清炒品33种，麸炒品32种，麸煨品34种，纸煨品33种，蒸制品33种，分别占各挥发油总量的93.14%、94.96%、93.78%、89.42%、92.79%、91.24%，云木香最佳的炮制品为清炒品和麸煨品。从表3-13中的数据表明，炮制可显著影响云木香挥发油的成分组成，药材生品原本含有的某些物质，如2，6-二甲基-6-（对甲基-苯基）-

2-庚烯醇，在炮制品中没有检测到；而药材生品中则检测不到一些化合物，如重要的香味化合物α-紫罗兰酮、α-石竹烯、α-长叶松烯等，却出现在炮制品的挥发油中；更多的化学成分在炮制过程中含量发生了变化，如β-石竹烯、抗癌成分β-榄香烯、二氢-α-紫罗兰酮等在炮制品的挥发油中含量显著增加。

表3-12　超临界CO_2提取云木香生品和炮制品的挥发油得率及各种挥发油中木香烃内酯和去氢木香内酯的含量

炮制方法	挥发油得率（%）	去氢木香内酯（%）	木香烃内酯（%）
生品	4.12	25.98	20.14
清炒品	4.19	30.99	23.72
麸炒品	3.09	31.48	23.81
麸煨品	3.70	28.47	22.21
纸煨品	2.96	27.34	20.70
蒸制品	3.79	13.86	9.12

表3-13　云木香生品和炮制品挥发油化学成分及其含量

保留时间（分钟）	化合物名称	分子式	挥发油中各化合物相对含量（%）					
			生	清炒	麸炒	麸煨	纸煨	蒸制
4.050	β-水芹烯	$C_{10}H_{16}$	/	/	/	/	/	0.04
4.147	β-蒎烯	$C_{10}H_{16}$	/	/	/	/	/	0.05
5.575	β-芳樟醇	$C_{10}H_{18}O$	/	/	/	/	/	0.05
6.694	（-）-4-萜品醇	$C_{10}H_{18}O$	/	/	0.05	/	0.03	0.03
9.776	β-榄香烯	$C_{15}H_{24}$	1.22	1.58	2.96	3.05	2.50	2.06
10.208	二氢-α-紫罗兰酮	$C_{13}H_{22}O$	0.18	0.21	0.39	0.33	0.32	0.34
10.430	α-紫罗兰酮	$C_{13}H_{20}O$	/	0.24	0.44	0.42	0.35	0.39

续表

保留时间（分钟）	化合物名称	分子式	挥发油中各化合物相对含量（%）					
			生	清炒	麸炒	麸煨	纸煨	蒸制
10.507	β-石竹烯	$C_{15}H_{24}$	0.79	0.73	1.62	1.40	1.25	2.12
10.639	2，6-二甲基-6-（4-甲基-3-戊烯基）-双环［3.1.1］庚-2-烯	$C_{15}H_{24}$	0.11	0.16	0.41	0.44	0.31	0.71
10.846	香叶基丙酮	$C_{13}H_{22}O$	0.21	0.23	0.44	0.42	0.39	0.49
11.009	橙花叔醇	$C_{15}H_{26}O$	/	/	/	0.21	/	0.08
11.162	β-倍半水芹烯	$C_{15}H_{24}$	/	/	0.10	0.06	0.06	/
11.135	α-石竹烯	$C_{15}H_{24}$	/	0.07	0.15	0.20	0.12	0.23
11.725	α-长叶松烯	$C_{15}H_{24}$	/	0.42	0.79	0.79	0.65	1.33
11.801	α-姜黄烯	$C_{15}H_{22}$	0.28	0.37	0.73	0.82	0.61	0.54
12.013	1-十七烯	$C_{17}H_{24}$	0.28	0.39	0.67	0.71	0.77	/
12.102	1-十五烯	$C_{15}H_{30}$	/	/	/	/	/	0.79
12.281	桉叶-4（14），11-二烯	$C_{15}H_{24}$	0.20	0.36	/	0.07	0.45	0.45
12.315	蓝桉醇	$C_{15}H_{26}O$	0.35	0.34	/	0.80	0.54	/
13.200	α-红没药烯	$C_{15}H_{24}$	/	/	0.06	/	0.07	0.12
13.529	榄香醇	$C_{15}H_{26}O$	0.23	0.29	0.30	0.39	0.34	0.37
14.445	石竹烯氧化物	$C_{15}H_{24}O$	0.42	0.50	0.80	1.07	0.76	0.68
15.828	β-金合欢烯	$C_{15}H_{24}$	/	/	0.13	/	/	0.16
15.854	4-methylene-2，8,8-trimethyl-2-vinyl-bicyclo［5.2.0］nonane	$C_{15}H_{24}$	0.06	0.22	/	0.23	/	0.39
16.137	二十四烯酸甲酯	$C_{21}H_{34}O_2$	3.34	0.23	6.00	5.25	4.23	/
16.169	4-亚甲基-1-甲基-2-（2-甲基-1-丙烯基）-1-乙烯基环庚烷	$C_{15}H_{24}$	/	4.12	/	/	/	/
16.276	十八碳三烯醇	$C_{18}H_{32}O$	9.67	8.92	12.46	14.30	9.26	22.62
17.347	Z-α-反式-香柠檬醇	$C_{15}H_{24}O$	0.21	0.35	/	0.41	/	0.79

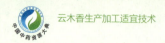

续表

保留时间（分钟）	化合物名称	分子式	挥发油中各化合物相对含量（%）					
			生	清炒	麸炒	麸煨	纸煨	蒸制
18.177	2-（4α, 8-二甲基-1, 2, 3, 4, 4α, 5, 6, 7-八氢-2-萘烯基）-2-丙烯-1-醇	$C_{15}H_{24}O$	1.61	2.10	0.72	1.01	1.58	/
18.760	5α-17-1-3-丁二酸-3-羟基雄甾	$C_{21}H_{34}O_2$	6.47	4.55	0.35	7.02	3.95	5.23
18.992	香橙烯氧化物	$C_{15}H_{24}O$	/	0.20	0.15	/	/	/
19.182	二氢木香烯内酯	$C_{15}H_{22}O_2$	0.45	0.96	0.36	0.58	0.40	0.55
19.902	木香烃内酯	$C_{15}H_{20}O_2$	7.35	7.98	5.69	5.92	5.08	3.46
20.598	邻苯二甲酸二丁酯	$C_{16}H_{22}O_4$	/	/	/	/	/	0.32
20.759	8-甲基-2-亚甲基-5-（1-二苯基）-8-甲基双［5.3.0］环葵烷	$C_{15}H_{24}$	3.08	4.12	6.63	0.70	2.69	0.38
22.193	4Z, 7Z, 10Z, 13Z, 16Z, 19Z-二十二碳六烯酸甲酯	$C_{23}H_{34}O_2$	4.68	6.38	4.11	5.36	3.98	5.67
22.377	桉叶油二烯-5, 11（13）-内酯-8, 12	$C_{15}H_{20}O_2$	0.71	0.14	/	/	0.21	/
22.382	匙叶桉油烯醇	$C_{15}H_{24}O$	0.92	1.46	0.77	1.07	1.34	/
22.572	肉豆蔻酸	$C_{14}H_{25}O_2$	1.16	0.99	0.93	0.95	1.01	0.79
23.216	去氢木香内酯	$C_{15}H_{18}O_2$	41.10	41.69	32.93	31.16	30.84	38.77
25.285	9, 12-十八碳二烯酸甲酯	$C_{19}H_{34}O_2$	5.83	3.10	1.09	2.32	1.22	1.20
25.625	2, 6-二甲基-6-（对甲基-苯基）-2-庚烯醇	$C_{15}H_{22}O_2$	0.34	/	/	/	/	/
25.860	β-愈创木酚烯	$C_{15}H_{24}$	/	1.30	0.11	1.03	0.52	/
26.443	Glaucyl alcohol	$C_{15}H_{24}O$	/	0.26	9.64	0.33	14.19	/
26.717	雪松烯醇	$C_{15}H_{24}O$	/	/	1.80	0.56	2.77	/
28.125	α-水芹烯	$C_{10}H_{16}$	0.41	/	/	/	/	0.04
28.701	14, 15-didehydro-1, 4, 5, 8, 9, 10, 11, 12, 13, 16, 17, 18, 19, 20-tetradecahydro-cyclodecacyclotetradecene	$C_{22}H_{32}$	1.83	/	/	0.04	/	/

第 *4* 章

云木香药材
质量评价

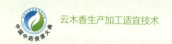

一、药典标准

按《中国药典》2015年版。

1. 药材

检查

（1）总灰分不得过4.0%（通则2302）。

（2）含量测定

照高效液相色谱法（通则0512）测定。

色谱条件与系统适用性试验　以十八烷基硅烷键合硅胶为填充剂；以甲醇–水（65∶35）为流动相；检测波长为225nm。理论板数按木香烃内酯峰计算不应低于3000nm。

对照品溶液的制备　取木香烃内酯对照、去氢木香内酯对照品适量，精密称定，加甲醇制成每1ml各含0.1mg的混合溶液，即得。

供试品溶液的制备　取本品粉末（过四号筛）约0.3g，精密称定，置具塞锥形瓶中，精密加入甲醇50ml，密塞，称定重量，放置过夜，超声处理（功率250W，频率50kHz）30分钟，放冷，再称定重量，用甲醇补足减失的重量，摇匀，滤过，取滤液，即得。

测定法　分别精密吸取对照溶液与供试品溶液各10μl，注入液相色谱仪，测定，即得。

本品按干燥品计算，含木香烃内酯（$C_{15}H_{20}O_2$）和去氢木香内酯（$C_{15}H_{18}O_2$）的总量不得少于1.8%。

2. 饮片

检查

（1）总灰分　不得过4.0%（通则2302）

（2）水分　不得超14.0%（通则0832第四法）

（3）浸出物测定　取本品直径在3mm以下的颗粒，照醇溶性浸出物测定法（通则2201）项下的热浸法测定，用乙醇作溶剂，不得少于12.0%。

（4）含量测定　同药材，含木香烃内酯（$C_{15}H_{20}O_2$）和去氢木香内酯（$C_{15}H_{18}O_2$）的总量不得少于1.5%。

二、药材的真伪鉴别及常见易混品

木香，按《中华人民共和国药典》的规定：性温，味辛、苦。归脾、胃、大肠、三焦、胆经。具有行气止痛，健脾消食的功能。主要用于胸脘胀痛，泻痢后重，食积不消，不思饮食等症。在木香的使用历史上，曾出现过用分布于四川、云南等省的川木香、越西木香、土木香（藏木香）、青木香代木香使用的情况，现都予以纠正。川木香为菊科川木香属植物川木香或灰毛川木香的干燥根；越西木香为菊科川木香属植物厚叶木香、菜木香或具茎菜木香的干燥根；土木香（藏木香）为菊科旋覆花属植物总状土木香的干燥根；青木香为马兜铃科马兜铃属植物马兜铃的干燥根。

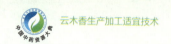

以上四种药材皆已分别收载于近年的《中华人民共和国药典》或《四川省药品标准》，其功效各异，不能作木香的代用品使用。

1. 云木香药材的真伪鉴别

（1）药材性状鉴别　云木香：呈圆柱形或半圆柱形，枯骨形为纵剖片，长5～10cm，直径0.5～5cm。表面黄棕色至灰褐色，有明显的皱纹、纵沟及侧根痕。质坚，不易折断，断面灰褐色至暗褐色，周边灰黄色或浅棕黄色，形成层环棕色，有放射状纹理及散在的褐色点状油室。皮部约占半径的1/3，老根有髓，幼根无髓。气香特异，味微苦（图4-1）。以坚实、条匀、香气浓、油性大者为佳。以前进口的木香，有老木香与新木香之分，产于印度、叙利亚者称老木香，又称一号木香，产于缅甸、泰国者称新木香，又称三号木香。

（2）显微结构　云木香根横切面特征：木栓层为2～6列木栓细胞，有时可见残存的落皮层；形成层环状；韧皮部宽厚，射线明显，纤维束散在或排成1～3环列；根的中心为四原型初生木质部；薄壁细胞中含有菊糖；类圆形或椭圆形的大型油室散在，含有黄色分泌物；木质部由导管、木纤维及木薄壁细胞组成，导管单列径向排列，木纤维在近形成层及中心管旁。

粉末特征：木香粉末呈黄绿色。菊糖多见，表面呈放射状纹理；木

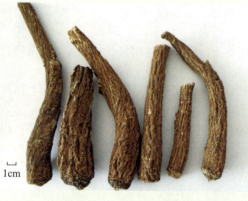

1cm

图4-1　云木香的药材图

纤维多成束，长梭形，直径16～24μm；微纹孔导管多见，直径30～90μm；油室碎片有时可见，内含黄色或棕色分泌物；薄壁细胞淡黄棕色，有些内含草酸钙小方晶。木栓细胞黄棕色，多角形。

（3）理化鉴别 ①取木香切片，经70%的乙醇软化后，加15%的a-萘酚溶液与硫酸各1滴，即显紫色。

②取木香挥发油少许于试管中，加入异羟肟酸铁试剂2～3滴，呈橙红色。

③取本品粉末0.5g，加甲醇10ml，超声处理30分钟，滤过，取滤液作为供试品溶液。另取去氢木香内酯对照品、木香烃内酯对照品，加甲醇分别制成每毫升含0.5mg的溶液，作为对照品溶液。照薄层色谱法（通则0502）试验，取上述三种溶液各5μl，分别点于同一硅胶G薄层板上，以环己乙烷-甲酸乙酯-甲酸（15：5：1）的上层溶液为展开剂，展开，取出，晾干，喷以1%香草醛硫酸溶液，加热至斑点显色清晰。供试品色谱中，在与对照品色谱相应的位置上，显相同颜色的斑点。

④取木香粉末0.4g，加乙醇20ml，放置12小时，过滤，滤液用乙醇稀释，制成3mg/ml的溶液，在200～400nm区间内测定紫外光谱。在325±3nm、287±2nm处有最大吸收。

2. 替代品和混淆品

（1）川木香

药材性状：呈圆柱形（铁杆木香）或有纵槽的半圆柱形（槽自木香），稍弯曲，长10～30cm，直径1～3cm。表面黄褐色或棕褐色，有较细的纵皱纹，外皮脱落处可见丝瓜络状细筋脉。根头偶有黑色发黏的胶状物，可称"油头"、"糊头"。体较轻，质脆易折断。断面黄白色或黄色，有深黄色稀疏油点及裂隙，木部宽广，有放射状纹理；有的中心呈枯朽状。气微香，味苦，嚼之粘牙。

根横切面：木栓层为数列棕色细胞；韧皮部射线较宽；筛管群与纤维束以及木质部的导管群与纤维束均呈交互径向排列，呈整齐的放射状。形成层环波状弯曲，纤维束黄色，木化，并伴有石细胞。髓完好或已破裂。油室散在于射线或髓部薄壁组织中。薄壁细胞可见菊糖。

粉末特征：黄色或黄棕色。有菊糖；纤维多黄色，长条形或长梭形，木化，孔沟明显，纹孔裂缝状、十字形、人字形；有网纹及聚缘纹孔导管；石细胞较少，长方形，纹孔及孔沟明显；可见少量木栓细胞、油室碎片。

性味、功效、主治：川木香性温，味辛、苦；归肝、胃、大肠经。川木香为习用品，能行气止痛，温中和胃。川木香用于胸脘胀痛，肠鸣腹泻，里急后重，两胁不舒，肝胆疼痛等症。

（2）土木香

药材性状：呈圆锥形，略弯曲，长5～20cm。表面黄棕色或暗棕色，有纵皱纹及须根痕，根头粗大，顶端有凹陷的茎痕及叶鞘残基，周围有圆柱形支根。质坚硬，不易折断，断面略平坦，黄白色至浅灰黄色。显角质性，四周灰白色，中心黄色，有一颜色较深的形成层环纹，有凹陷点状油室，周边有纵纹及皮孔。气微香，味辛、苦。

根横切面：木栓层为数列木栓细胞，韧皮部宽广；形成层环不明显，木质部导管少，径向排列；木纤维少数，成束存在于木质部中心的导管周围；薄壁细胞中均含有菊糖，油室分布于韧皮部与木质部。直径80～300μm。

粉末特征：淡黄棕色。菊糖众多，无色，呈不规则碎片状，存在于薄壁细胞中或散在；木纤维长梭形，多呈束存在，尖端弯曲斜尖，末端倾斜，壁厚薄不均，具斜纹孔；导管多为网纹导管，直径30～100μm；木栓细胞多角形，黄棕色。

性味、功效、主治：土木香性温，味辛、苦。归肝、脾经。能健脾和胃，调气解郁，止痛安胎。用于胸胁、脘腹胀痛，呕吐泻痢，胸胁挫伤，岔气作痛，胎动不安。

（3）青木香

药材性状：呈圆柱形或扁圆柱形，稍弯曲，长3～15cm，直径0.5～1.5cm。表面黄褐色或灰棕色，粗糙不平，有纵皱及须根痕。质脆，易折断。断面不平坦，皮部淡黄色，木部宽广，射线类白色，放射状排列，形成层环明显，黄棕色。

横切面：木栓层为数列木栓细胞，呈棕色；皮层中有油细胞散在；韧皮部较宽，亦有油细胞；形成层成环；木质部射线宽广；木质部有几束较长大，呈放射状排列，单束呈三角形或梯形。

粉末特征：淡黄棕色。淀粉粒极多。单粒类圆形，直径3.5～17μm，脐点点状，大粒层纹可见，复粒较多，由2～21分粒组成，有的分粒层纹明显，有的分粒一端稍尖突；油细胞较多，存在于薄壁组织间或单个散在。呈类圆形或长圆形、类多角形，内含黄棕色或无色油滴。油细胞周围薄壁细胞的壁微波状弯曲。具缘纹孔及网纹导管多见，直径一般为14～29μm，长者可达124μm；另可见具缘纹孔管胞，呈梭形，直径27～74μm；木纤维成束或单个散在，无色或淡棕色，呈长梭形，稍弯曲，末端长尖或较钝，直径20～42μm，壁厚4～7μm，有单斜纹孔或具缘纹孔，孔沟明显。木薄壁细胞呈长方形或长梭形，壁薄厚不均，有的呈连珠状，单纹孔较大，呈类圆形或不规则长圆形。木栓细胞黄棕色，断面呈长方形，微木化。

性味、功效、主治：味辛、苦；性寒；小毒。归肺、胃经。行气止痛，解毒消肿，平肝降压。用于胸胁脘腹疼痛，疝气痛，肠炎，下痢腹痛，咳嗽痰喘，蛇虫咬伤，痈肿疔疮，湿疹，皮肤瘙痒，高血压病。

（4）越西木香

药材性状：越西木香根呈圆柱形或半圆柱形，长5～25cm，直径0.5～2cm，表面黄褐色或灰褐色，有纵皱纹或纵裂沟，并有突起的细须根痕。质坚硬，较易折断，断面棕黄色，多有偏心放射状纹理及油室，皮部较薄，形成层环颜色较深，周边有纵皱及裂沟，时有焦斑痕，油质较重，气甜香，味甜或苦辣。嚼之粘牙。

横切面：与云木香相比，韧皮部无纤维，木质部导管单个或2至数个相聚，直径11～90μm，径向断续排列；木纤维无或较少，成群存在于木质部内侧近中心部位的导管旁，纤维类多角形或方形直径9～20μm，壁厚约3μm，微木化；中心有少数导管零星分布。本品树脂道随处可见，韧皮部树脂道与筛管群相间略成环状排列，木质部树脂道分布于木射线；树脂道类圆形或椭圆形，长径46～228μm，短径25～146μm，周围分泌细胞3～8个，以4～6个常见，管道内含有黄棕色树脂及油滴；薄壁细胞中充满菊糖。有的根极度偏心生长，并有木内韧皮部。

粉末特征：粉末黄色或黄棕色，浓郁的清香气，味先甜后苦、辛。与云木香相比，有树脂道纵断面碎片多见，树脂块淡黄色、棕黄色或红棕色条状或不规则形，周围细胞界线不甚明显；木纤维淡黄色或无色，长梭形或长条形，末端斜尖、平截或钝圆，直径14～28μm，壁厚2～9μm，非木化或微木化，孔沟密，纹孔斜裂缝状或人字形；偶见长方形的厚壁细胞，纹孔及孔沟稀疏。

（5）红木香

药材性状：呈圆柱形，不规则扭曲，长10～50cm，直径1～2.5cm，表面灰棕色至棕紫色略粗糙，有细棕皱纹和多数深达木下的横裂状，扭曲处尚可有横深沟偶有枪皮脱落，露出棕色皮部，质坚难折断。断面粗纤维性，皮部与木部易分离，皮部宽厚，棕色，木部浅棕色，密部浅棕色，密布小孔（导管）。气微香而特异，味微甜，后苦而辛。

横切面：木柱层细胞深棕色或棕紫色。皮层散生分泌细胞和嵌晶石细胞。韧皮部分泌细胞散在；韧皮纤维众多，靠外侧多单个散在，近形成层处多2～4个成束，单个纤维和纤维束四周纤维的外壁嵌有多数小方晶，形成嵌晶纤维。形成层成环，木质部导管直径40～80～200μm；木射线宽1～3列细胞，大多充满棕黑色块。本品薄壁细胞含淀粉粒。

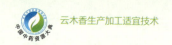

粉末特征：纤维上嵌有许多细小方晶且壁较厚，形成嵌晶。石细胞较多，壁厚，胞腔呈线形，多呈分枝状，嵌有方晶及砂晶。有网纹细胞存在。

性味、功效、主治：味辛、苦；性温。归脾、胃、肝经。能理气止痛，祛风通络，活血消肿。用于胃痛，腹痛，风湿痹痛，痛经，月经不调，产后腹痛，咽喉肿痛，痔疮，无名肿毒以及跌打损伤等。

3. 几种木香的分子鉴定

DNA条形码技术具有较强通用性，作为物种鉴定新手段，受到国内外研究者关注。目前，DNA条形码分子鉴定指导原则已经获准纳入《中国药典》2010年增补本。Chen等提出ITS2（internal transcribed spacer 2）序列可以作为标准DNA条形码鉴别药用植物及其近缘物种。ITS2片段具有适合扩增和测序的长度，在物种水平的变异较快，有更多的突变位点以区分不同的物种，因此，在DNA条形码鉴定物种方面具有潜在的研究价值。Yao等基于大样本量分析证实ITS2序列可以作为植物物种鉴别的通用条形码。

马晓冲等通过分析木香、川木香、土木香、青木香、红木香药材的ITS2条形码序列，探讨木香类药材鉴定新方法。对60份样品提取基因组DNA，PCR扩增ITS2序列并进行双向测序，所得序列经Codon Code Aligner拼接后，采用MEGA5.0软件进行序列比对，计算种内和种间遗传距离（K2P），构建邻接树（neighbor-joing tree，NJ Tree）。结果显示，无论是菊科的木香、川木香、土木香，还是马兜铃科的青木香和五味子科的红木香，ITS2序列种内变异均小于种间变异，ITS2序列所有单倍型比对后长度为272bp，变异位点达到162个；遗传距离（K2P）显示物种种内平均K2P远远小于种间平均K2P；NJ树结果显示木香、川木香、土木香、青木香和红木香药材可明显区分，且能鉴别川木香的2个基原物种。因此，ITS2序列可用于鉴定木香、川木香、土木香、青木香、红木香药材，为临床安全用药提供依据。

三、药材规格等级

1. 历史分级

在云南中药材市场，以前曾按木香部位分为五个等级：

一等：中条，靠近根上部（大条）之下，体实，质铁，不空心；直径1.5～2.5cm；身干无潮，香味俱浓者。

二等：大条，靠近根头部（老条）之下，体坚实，稍空心；直径2.4～4.0cm；多剖2～4瓣，香味稍淡者。

三等：小条，靠近根下部，中条之下，体坚实，直径1.1～1.9cm；外表光滑，无泥沙；味淡。

四等：老条，为根头部，直径3.5～6cm；多空心，常有破块；味淡。

五等：尾条，为根的尾端，直径0.6～1.3cm；或不属于上述规格者。

2. 现代分级

现多简化为两个等级或统货。

一等：呈圆柱形或半圆柱形，根条均匀，长8～12cm，细端直径大于2cm（不包

括老条）；表面棕黄色或灰褐色；身干
体实，断面黄棕色或黄绿色，不空，不
泡，不朽，具油性；气香浓，微苦而
辣。无芦头、根尾、油条、焦枯、杂
质、虫蛀、霉变（图4-2）。

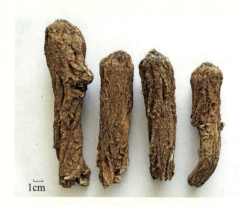

二等：呈不规则条状或块状，长

图4-2　云木香一等

3～10cm，细端直径大于0.8cm（不包括根头、根尾、破块、碎节子等），表面黄色或

灰棕色；断面黄棕色或黄绿色，具油性。身干体实，间有根头、根尾、破块、碎节；

无根须、焦枯、杂质、虫蛀、霉变；香气浓，微苦而辣（图4-3）。

统货：呈不规则圆柱形、半圆柱形、条状或块状。表面黄色或灰棕色，断面黄

棕色或黄绿色，具油性。身干体实，间有根头、根尾、破块、碎节；无根须、焦枯、

杂质、虫蛀、霉变；香气浓，微苦而辣（图4-4）。

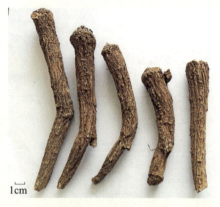

图4-3　云木香二等

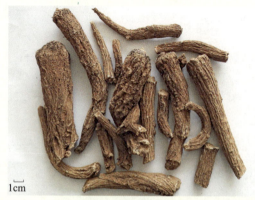

图4-4　云木香统货

四、药材包装、储存、运输

1. 包装

用麻袋包装。所使用的麻袋应清洁、干燥、无破损、无污染，符合药材包装质量的有关要求。在每件货物上要标明生产单位、品名、规格、产地、批号、包装日期，并附有质量合格标志。

2. 储存

仓库要通风、阴凉、干燥、避光，有条件时要安装空调与除湿设备，气温应保持在30℃以内，包装应密闭，以免气味散失；要有防鼠、防虫措施，地面要整洁。存放的货架要与墙壁保持足够距离，保存中要有定期检查措施与记录。

3. 运输

进行批量运输时应不与其他有毒、有害、易串味物质混装，运载容器要有较好的通气性，保持干燥，并应有防潮措施。

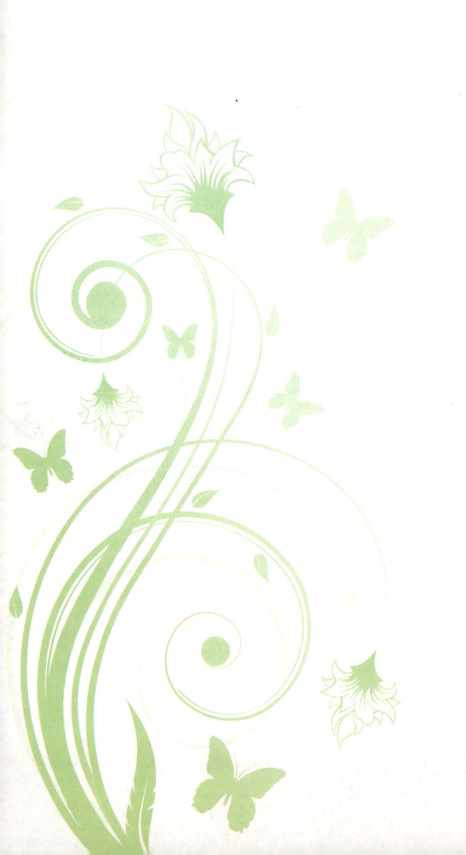

第5章

云木香现代研究与应用

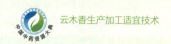
一、药用部位、性味及功能主治

（1）药用部位　为菊科植物木香*Aucklandia lappa* Decne.的干燥根。

（2）性味及归经　味辛、苦，性温。归脾、胃、大肠、三焦、胆经。

（3）功能主治　具行气止痛，健脾消食。用于胸脘胀痛，泻痢后重，食积不消，不思饮食。生木香行气作用强。多用于脘腹胀痛。煨木香除去部分油质，实肠止泻作用增强。多用于脾虚泄泻、肠鸣腹痛等症。

《本草纲目》曰：云木香"凡入理气药只生用，不见火，若实大肠，宜面煨熟用"。生木香气芳香而辛散温通，擅长调中宣滞、行气止痛，多用于脘腹胀痛、泻痢后重、食积不消、不思饮食。煨木香长于实肠止泻，"煨熟可止泻痢，因木香气味俱厚，且熟则无走散之性，惟觉香燥而守，故能实大肠，凡治泄泻恒用之"。

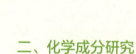

二、化学成分研究

（一）化学成分

云木香中的化学成分主要有挥发油类、甾体类、苷类、生物碱类、糖类、脂肪酸及其酯类和氨基酸类，其中以挥发油类化合物的含量最为丰富。

1. 挥发油类

云木香中的挥发油类成分是木香行气止痛，健脾消食的主要成分。挥发油中主要含倍半萜类化合物，主要成分为去氢木香内酯与木香烃内酯，在挥发油中的含量为50%左右。其他的化合物有：伞花烃、β-芳樟醇、萜品醇、1，2-二甲基环己烯、（E，Z）-3，4-二甲基-2，4-己二烯、龙脑、α-松油醇、丙烯基茴香醚、α-荜澄茄苦素、香附烯、β-榄香烯、香橙烯、桂皮醛、佛手柑油烯、丁子香烯、香芹酚、1-十五碳烯、α-芹子烯、γ-依兰油烯、β-雪松烯、β-丁香油烃、雅槛蓝油烯、桉叶烯、α-姜黄烯、γ-芹子烯、（甜）没药烯、大根香叶烯、反-α-罗兰酮、牻牛儿基丙酮、β-倍半水芹烯、α-长叶松烯、蛇床二烯、去氢白菖（蒲）烯、丁羟甲苯、β-紫罗兰酮、β-金合欢烯、榄香醇、2，4-二（1，1-二甲基甲烷）苯酚、7-甲基-3，4辛二烯、环辛二烯、罗汉柏烯、α-藿香萜烯、α-愈创木烯、γ-桉叶醇、10，10-dimethyl-2，6-dimethylenebicyclo［7.2.0］undecan-5α-ol、桉叶（油）醇、长松叶烯、别香橙烯、α-榄香烯、香柠檬醇、正丁烯基苯酞、α-香附酮、雪松烯醇、十四烷酸、11H-benzo［a］carbazole、二氢木香烯内酯、土荆芥内脂等。

2. 三萜及甾体类

三萜类化合物：乌索烷型的α-香树酯醇和巴卡林烷（baccharane）型的3β-乙酰氧基-9（11）-巴卡林烯（3β-acetoxy-9（11）-baecharene）。

甾体类化合物：孕甾烯醇酮、谷甾醇、豆甾醇、白桦脂醇和蒲公英甾醇等。

3. 苷类

木香内酯葡萄糖苷（costunolide-15-β-D-glucopyranoside）、二氢脱氢木香内酯葡萄糖苷（11β，13-dihydroglucozaluzaninc）、木质素苷（1-hydroxypinoresinol-1-β-D-glucopyranoside）、苯丙素苷（syringin）和胡萝卜苷（daucosterol）。

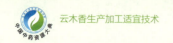

4. 生物碱、糖、脂肪酸及其酯类

木香碱（saussurine）、菊糖、果糖、油酸和油酸-1，3-甘油二酯、硬脂酸-α-香树酯（α-amyrin stearate）、棕榈酸-β-香树酯（β-amyrin palmitate）和棕榈酸羽扇酯（lupeol palmitate）。

5. 氨基酸类

天冬氨酸、苏氨酸、丝氨酸、天冬酰胺、谷氨酸、谷氨酰胺、甘氨酸、丙氨酸、瓜氨酸、缬氨酸、胱氨酸、异亮氨酸、亮氨酸、酪氨酸、苯丙氨酸、γ-氨基丁酸、乌氨酸、赖氨酸、组氨酸、精氨酸等20余种。其中有7种是人体必需的氨基酸，谷氨酸含量最高。

6. 维生素和矿质元素类

云木香中含有维生素C、维生素PP、维生素C_1、维生素B_2和β_2胡萝卜素。其中维生素B_2含量较高。云木香中含有Na、Mg、Fe、K、Ca、Cu、Zn、Co、P、Mn等矿质元素，其中Ca的含量较高。

7. 其他类

除了上述提到的化学成分，云木香中还含有蒽醌类、黄酮苷类、绿原酸等化合物。

（二）不同产地主要挥发油含量比较

1. 不同产地云木香的木香烃内酯和去氢木香内酯的含量比较

从表5-1中可以看出，云木香的木香烃内酯的含量小于去氢木香内酯的含量，测定的22份药材，两种成分的平均含量为2.33%。

表5-1　不同产地的云木香中木香烃内酯和去氢木香内酯的含量测定表

样品	产地	去氢木香内酯含量（%）	木香烃内酯含量（%）	总计含量（%）
药材	云南维西	1.42	0.89	2.31
	云南丽江	1.38	0.79	2.17
	云南大理	2.35	1.34	3.69
	云南巍山	1.78	1.10	1.89
	云南昆明	1.66	0.61	2.27
	四川成都	2.46	0.90	3.36
	四川宝兴	1.58	0.82	2.40
	四川阿坝	3.02	2.03	5.05
	四川新都	0.92	0.63	1.55
	江苏南京	1.76	1.01	2.77
饮片	云南昆明	1.30	0.76	2.06
	四川成都	1.39	0.68	2.07
	河北安国	1.21	0.52	1.73
	河北石家庄	0.84	0.40	1.24
	辽宁新民	1.10	0.51	1.61
	吉林长春	1.37	0.80	2.17
	江西南昌	1.06	0.52	1.58
	浙江杭州	1.56	1.35	2.91
	陕西西安	1.37	0.90	2.27
	江苏南京	1.69	0.99	2.68
	湖北鄂州	0.34	0.10	0.44
	天津	1.89	1.01	2.90

2. 不同样品的挥发油成分及含量比较

挥发油是云木香的主要成分之一。有研究报道了云木香不同样品中的挥发油成分及其在挥发油中的相对含量（表5-2）。

表5-2　木香挥发油的化学成分及相对含量测定表

化学成分名称	相对含量（%）	
	样品 I	样品 II
β-榄香烯	6.0	5.2
异丁香烯	0.2	2.8
丁香烯	6.4	6.1
α-紫罗兰酮	2.0	3.3
香柠檬烯	0.6	0.9
莰烯	0.7	0.8
6，10-二甲基-5，9-十一碳烯-2-酮	1.3	2.2
β-芹子烯	0.8	1.2
绿叶烯	3.8	3.4
姜黄烯	2.4	2.8
β-紫罗兰酮	0.9	1.6
α-芹子烯	2.0	4.2
1-十五碳烯	0.9	1.6
6，10-二甲基-9-亚甲基-5-十一碳烯-2-酮	1.3	2.5

续表

化学成分名称	相对含量（%）	
	样品Ⅰ	样品Ⅱ
榄香醇	0.7	1.0
1，2，3，5，6，7，8，8α–八氢–1，4，9，9–四甲基–1*H*–3α，7–甲醇薁	3.8	2.5
愈创醇	1.3	0.7
9，12，15–十八碳三烯醛	8.1	5.7
没药烯	33.4	35.7
7，11–二甲基–3–亚甲基–1，6，10十二碳三烯	0.7	0.5
1，2，3，4，5，6，7，8–八氢–1–甲基–4–亚甲基–7–（1–甲基乙烯基–）–薁醇	1.6	1.5
1，2，3，4，5，6，7，8–八氢–1，4–二甲基–7–（1–甲基乙烯基）–薁檀香醇	5.5	3.5
环广木香内酯（环木香烯内酯）	0.7	0.3
1，2–二苯基–11*H*–咪唑–1–乙醇	2.7	1.5
广木香内酯（木香烯内酯）	0.3	0.5
去氢木香内酯	9.9	6.5
风毛菊内酯	微量	0.4

三、药理作用

云木香属芳香类中药，富含挥发油，能疏通气机、宣化湿浊、消胀除痞、醒脾开胃，其药用历史悠久，近年来的临床应用也更为广泛。现代药理药效学研究表明，云木香具有改善胃肠功能、促进胆囊收缩、抗炎症、抗溃疡、抗肿瘤、改善心肌梗

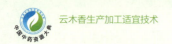

死及心绞痛等作用。

1. 对消化系统的作用

云木香或云木香配伍的中药临床上可用于治疗消化道方面的疾病，如食管炎、胃炎胃痛、溃疡病、胆结石、消化不良、食欲不振、腹胀腹痛、胸腹作痛、恶心呕吐等。近年来，许多药理学研究对云木香这方面的临床应用提供了佐证。

（1）利胆作用　研究发现云木香丙酮提取物和木香烃内酯具有利胆和抑制小鼠胃溃疡的功效。通过比较云木香醇提物对大鼠给药前后胆汁流量的影响，结果表明，云木香醇提取物可增加胆汁流量，具有利胆作用；云木香水提物（1.4g/kg，4.2g/kg）和木香烃内酯（9mg/kg，27mg/kg）对小白鼠的肠蠕动具有抑制作用；熊去氧胆酸（100mg/kg）、云木香水提物组（540mg/kg）、云木香醇提物组（480mg/kg）、木香烃内酯组（100mg/kg）、去氢木香内酯组（100mg/kg）与对照组相比，各组均有明显的利胆作用，且醇提物要比水提物作用强，木香烃内酯、去氢木香内酯利胆作用很强，可视为云木香中的主要利胆成分。

（2）促胃动力作用　云木香汤剂能加速胃排空和增强胃动素的释放。通过动物试验，发现不同剂量云木香煎剂对胃排空和肠推进均有促进作用。此外，云木香动力胶囊内容物（云木香为主要成分）对小鼠胃排空的影响，发现其对阿托品、左旋麻黄碱负荷下胃排空抑制有一定拮抗作用。

（3）抗胃溃疡作用　用云木香煎剂1g带有海氏小胃的犬，发现云木香煎剂对胃酸和血清胃泌素浓度影响不显著，但能使血浆生长抑素明显升高，说明云木香能促进生长抑素分泌，可能用于消化性溃疡治疗；云木香提取物对盐酸–乙醇和利血平诱导的大鼠胃黏膜急性损伤均有明显的保护作用。从云木香中分离到的3种有效成分（saussureamines A、B、C）对盐酸、乙醇引起的胃损伤显示出良好的抗溃疡活性，saussureamine A对胁迫引起的小鼠胃溃疡也有抑制活性。除saussureamines A、B、C外，木香烃内酯和去氢木香内酯对大鼠胃溃疡有明显改善作用。云木香作为胃肠安丸君药的芳香化浊类代表药物可作用于结肠黏膜，改善结肠黏膜上皮细胞的损伤，增强结肠黏膜屏障的防御机能。

（4）抗腹泻作用　对云木香及其炮制品对实验动物腹泻的影响进行研究。结果表明，番泻叶致泻的小鼠止泻作用强弱顺序为麸煨品＞纸煨品＞生品，对蓖麻油致泻的小鼠止泻作用强弱顺序为麸煨品＞生品＞纸煨品。对番泻叶致泻的小鼠，云木香生品组的止泻作用随着浓度的增加而减弱，麸煨品的止泻作用随着浓度的增加而增强。麸煨云木香低剂量可明显提高大鼠血清内D–木糖含量，保持胃蛋白酶活力。麸煨云木香长于治疗小鼠大肠性腹泻，在临床应用上可替代纸煨品，其作用机制可能与其有效地促进小肠吸收，保持胃蛋白酶活力，从而达到实肠止泻的目的有关。

2. 抗炎作用

云木香或云木香配伍的中药临床上多用于治疗食管炎、胃炎、消化性溃疡、风湿性及类风湿关节炎等炎症疾病，其抗炎作用的药理学基础主要表现为其有效成分对致炎性因子的抑制作用。致炎因子包括一氧化氮（NO）、细胞因子诱导中性粒细胞化学趋化因子（CINC）、肿瘤坏死因子α（TNF-α）、白细胞介素（IL）、γ-干扰素（IFN-γ）等。有研究表明，六味木香散750mg/kg抗组胺所致大鼠足踝炎性水肿的作用强度与氢化可的松25mg/kg相近。六味木香散100mg/kg抗二甲苯所致小鼠耳廓炎症的强度接近氢化可的松50mg/kg；六味木香散750mg/kg可降低应激性溃疡的溃疡指数，减少冰乙酸所致溃疡的产生，并使胃液分泌减少，总酸度降低。采用热板致小鼠疼痛法、乙酸致小鼠扭体反应法及甲醛致小鼠疼痛法研究六味木香丸的镇痛作用；采用对二甲苯致小鼠耳廓肿胀和小鼠棉球肉芽肿试验研究六味木香丸的抗炎作用。结果表明，六味木香丸高、中剂量能明显抑制乙酸及甲醛致小鼠疼痛；高剂量能减轻二甲苯致小鼠耳廓肿胀度及小鼠棉球肉芽肿干重。

云木香中抗炎的主要成分是倍半萜类，其也有稳定溶酶体膜和抗增殖的作用。通过活性筛选实验分离出的3种倍半萜内酯（菜蓟苦素、reynosin和珊塔玛内酯）在一定剂量下能抑制TNF-α活性，其中，菜蓟苦素可能是云木香中抑制TNF-α的主要成分；进一步的实验证明，菜蓟苦素是通过抑制炎症介质产生和淋巴细胞增殖来参与炎症反应。去氢木香内酯能使核转录因子（NF-κB）失活而抑制诱导型一氧化氮合酶（iNOS）基因的表达，进而使NO产生减少，也能降低脂多糖（LPS）诱导的TNF-α水平；saussureamine A和saussureamine B可有效抑制LPS诱导的NO的产生和NF-κB的活化；木香烃内酯除抑制NO产生和NF-κB活化外，也可降低丝裂原活化蛋白激酶（MAPKs）的活化和AP-1蛋白的DNA结合活性，从而抑制IL-1β基因的表达。构效关系的研究结果表明，Δ11（13）环外双键是倍半萜类成分抑制NO产生所必需的结构。

3. 抗肿瘤作用

临床上常用含云木香的复方治疗肿瘤，通过对普济方数据库中的肿瘤用药规律分析得出，在与肿瘤相类似的病名与症状中，云木香应用频次位列第二。近年来，大量药理学研究也证实云木香中有效成分对多种癌细胞具有杀伤作用。

最近几年，对云木香中部分有效成分的抗肿瘤机制进行了研究。木香烃内酯、川木香内酯通过引起线粒体通透性转换（MPT）、细胞色素C释放或破坏线粒体膜电位而诱导人白血病细胞HL-60凋亡；菜蓟苦素能有效抑制U937、Eol-1和Jurkat T等白细胞性的癌细胞增殖，但对张氏肝细胞和人类成纤维细胞无明显抑制作用。除此之外，还有研究表明，去氢木香内酯有抑制Rb蛋白和癌细胞生长的作用，其通过抑制细胞周期蛋白依赖性激酶2（CDK2）的活性和诱导细胞凋亡来阻止癌细胞增殖，通过阻止HL-60细胞中I-κBα蛋白的降解和磷酸化来抑制NF-κB的活化，并通过增强caspase-8和caspase-3活性使HL-60癌细胞发生凋亡。

作为云木香中倍半萜内酯的主要成分去氢云木香内酯显著的抗肿瘤活性已经得到大量研究的证实。最近，有学者用MTT法研究了去氢木香内酯对人类乳腺癌细胞（MDA-MB-231、MDA-MB-453、SK-BR-3）和卵巢癌细胞（SK-OV-3、OVCAR3）的抗增殖作用。去氢木香内酯对受试癌细胞表现出剂量依赖性抑制作用，对MDA-MB-231、MDA-MB-453、SK-BR-3、SK-OV-3和OVCAR3的IC_{50}值分别为21.5、43.2、25.6、15.9mmol/L和10.8mmol/L。流式细胞术结果表明，去氢木香内酯通过促进细胞凋亡和细胞周期停滞而起到抗细胞增殖作用。

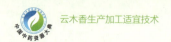

4. 解痉镇痛及对心血管系统的作用

云木香或云木香配伍的中药临床上也用于治疗心绞痛、胆绞痛、胃痛腹痛、高血压、糖尿病、支气管哮喘等疾病，药理学基础在于其解痉镇痛和对心血管系统的作用。

（1）解痉镇痛作用　云木香提取物中的生物碱对组胺引起的豚鼠肠平滑肌和气管平滑肌具有显著解痉作用；其总内酯、木香烃内酯、二氢木香烃内酯和二氢木香内酯对离体兔十二指肠有舒张作用，能减轻由组胺和乙酰胆碱气雾剂引起的豚鼠支气管痉挛，且木香烃内酯和去氢木香内酯能抑制由氯化钾引起的兔离体主动脉收缩。此外，云木香与延胡索的热水混合提取液对乙酰胆碱引起的小鼠离体肠管收缩有较强的抑制作用，能增强延胡索抗胆碱活性。

（2）对心血管系统的作用　现代药理学研究表：低浓度木香挥发油及油中分离出的部分内酯成分均可不同程度地抑制豚鼠、蛙或家兔心脏的活动，小剂量水提液、醇提液能兴奋猫的心脏，对于心室与心房作用，对心室的作用更强。离体兔耳与大鼠后肢血管灌流实验表明，去内酯挥发油、总内酯可使血流量分别增加14%和35%，具有明显扩张血管的作用，其他内酯部分作用较小，小剂量总生物碱对离体兔耳血管具有扩张作用，大剂量则相反。将水提液、醇提液给麻醉犬静脉注射具有轻度升压作用，而去内酯挥发油、总内酯、木香内酯、二氢木香烃内酯及去氢木香内酯等静脉注射，能使麻醉犬血压中度降低，且降压作用较为持久；将动物颈部脊髓和两侧迷走神经切断或阿托品化，给予神经节阻断药、抗组胺药、抗肾上腺素药等均不改变上述降压反应，表明作用部位主要在外周，即与心脏抑制和血管扩张作用有关。

5. 抗病原微生物作用

云木香或云木香配伍中药临床上用于治疗胃炎、胃溃疡、肝炎、反流性食管炎、痢疾、皮肤病以及某些口腔疾病等，这可能与云木香抗病原微生物的药理作用有关。

（1）抗幽门螺杆菌作用 幽门螺杆菌是导致多种疾病的重要病原微生物，主要包括消化道功能性疾病（如胃炎胃癌、消化不良等），也包括消化道功能性以外的疾病，如某些自身免疫性疾病和内分泌紊乱性疾病等。云木香醇提物对5种临床幽门螺杆菌株的体外作用，结果表明，云木香提取物对所有受试菌株都有很强的抑制作用（MIC约为40mg/ml）。

（2）抗变异链球菌作用 变异链球菌是目前公认的最重要的致龋菌，也是传染性内膜炎的致病菌。云木香传统上具有治疗口腔疾病的效用，如口臭、龋齿和牙周炎，提示云木香可能对变异链球菌有一定抑制作用。云木香醇提取物（0.5～4mg/ml）能显著抑制变异链球菌生长和产酸，显著降低变异链球菌的黏附性，且能显著抑制非水溶性葡聚糖的合成。这些研究结果证明云木香对变异链球菌的致龋作用具有显著抑制活性。

6. 降压作用

云木香提取物所含内酯类化合物（50mg/kg）、木香烃内酯（35mg/kg）、二氢木香内酯（60mg/kg）及二氢木香烃内酯（65mg/kg）静脉注射，对麻醉狗均有降压作

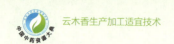

用；去内酯部分的油10mg/kg及12-甲氧基二氢木香烃内酯（25mg/kg）降压作用更强，主要由于直接扩张血管及抑制心脏的作用。

7. 其他药理作用

云木香还具有抗血管生成、免疫调节、抗氧化等方面的作用。

四、应用

云木香临床应用广泛，若用于和胃止呕常与砂仁配合，用于行气止痛多与陈皮、甘草配伍，疏肝散寒则配伍乌药、小茴香、川楝子，导滞通便常配伍大黄、槟榔，若配伍清热利湿之金钱草、海金沙等可利胆排石，配沉香、乌药则可行气开郁，配黄连、白芍又善治痢疾，配香附、延胡索则可调经止痛。云木香性温而燥，故血虚有热及阴虚火旺者不宜服用。

1. 云木香制剂

木香顺气丸：由云木香、枳壳、香附、陈皮、厚朴等10味中药组成，主要起行气化湿、健脾和胃作用，其中云木香是君药，其主要成分是2个内酯类成分：木香烃内酯、去氢木香内酯。为理气剂，具有行气化湿，健脾和胃之功效。主治食积气滞，胸膈痞满，脘腹胀闷，呕吐恶心，嗳气纳呆等病症。主要用于治疗消化不良、胃肠炎、慢性肝炎、早期肝硬化等。

木香顺气散：云木香、砂仁、香附（醋制）、槟榔、甘草等10味中药组成，具有行气化湿，健脾和胃之功效。用于湿浊阻滞气机，胸膈痞闷，脘腹胀痛，呕吐恶心，嗳气纳呆。

六味木香散：由云木香、栀子、闹羊花等6味中药组成，为理气剂，具有开郁行气，止痛之功效。用于寒热错杂、气滞中焦所致的胃脘痞满疼痛，吞酸嘈杂，嗳气腹胀，腹痛，大便不爽。

麻仁润肠丸：由火麻仁、苦杏仁（去皮炒）、大黄、云木香等6味中药组成，用于肠胃积热，胸腹胀满，大便秘结。

五味麝香丸：由麝香、诃子（去核）、黑草乌、云木香、藏菖蒲5味药材组成，为清热剂，具有消炎，止痛，祛风之功效。用于扁桃体炎，咽峡炎，流行性感冒，炭疽病，风湿性关节炎，神经痛，胃痛，牙痛。

香连制剂：由云木香和黄连2味中药组成，分为胶囊剂（硬胶囊）、片剂及丸剂三种剂型，其中丸剂包括水丸和浓缩丸两种。香连制剂具有清热化湿，行气止痛之功效，可用于大肠湿热所致的痢疾，症见大便脓血、里急后重、发热腹痛；肠炎、细菌性痢疾见上述证候者。

2. 云木香的临床应用

（1）治疗腹胀 脾虚气滞型（25）例：主要表现为腹胀，纳后尤甚，纳少而不馨，时有胃脘作痛，四肢乏力，大便溏薄，苔白，舌质淡，脉滑或滑软，方药均用六君子汤加木香、砂仁。20例5剂后腹胀缓解，10剂后腹胀基本消失，其余症状也随之改善，5例未用木香砂仁，5剂后症状未缓解。湿热阻滞型（18例）：主要表现为胃脘堵闷、腹胀、恶心、烧心或口苦口臭、身体困重、纳呆、舌苔黄而腻、脉滑数，方药在热利湿的前提下加用云木香、砂仁，5剂后均能显效。表现为胃脘堵闷或腹胀减轻或消失，余症亦随减。注意事项：①云木香、砂仁性均温燥，燥能伤阴，因此对胃阴虚，舌红无苔者应忌用；脾阴虚，舌淡无苔以及阴虚阳亢之体要慎用；②在煎药过程中不宜开盖或久煎，开锅15分钟左右即可，以免药气随蒸汽流失而影响疗效；③剂量不宜太大，一般木香7g、砂仁6g均后下，药用时间不宜太久，以免破气伤正。

（2）治疗胃痛　云木香9g，沉香2g，九香虫6g。临床根据辨证分型加味，水煎服，每日1剂。加减：寒湿脾，脾阳被遏所致的胃脘胀痛，加良附丸。痰滞蕴中，胃气不和所致的胃脘胀满疼痛，加平胃散；肝胃不和所致之胃脘胀痛，攻及两胁，加柴胡舒肝散；胃热亢盛所致的胃脘部灼痛，心嘈易饥，口苦作干，加三黄泻心汤；脾胃虚寒，中阳不运所致的胃脘隐痛，加附子理中丸；气阴两虚所致的胃脘隐痛，加叶氏益胃汤，黄芪健中汤。60例患者，48例效果显著，12例有效。

（3）治疗慢性浅表性胃炎　福建中医学院附属人民医院洪宁等，观察了六味木香胶囊治疗慢性浅表性胃炎的临床疗效。随机分为两组。本组用六味木香胶囊，对照组用硫糖铝每次1g，每日3次；甲氰咪胍每次0.2g，每日3次。另每晚睡前口服0.4g。两组均以4周为1个疗程。治疗期间禁食刺激性食物，停服其他与胃病有关的药物。疗程结束后复查胃镜并做病理活检，复查肝肾功能和三大常规。疗效标准：治愈：临床症状全部消失，胃镜和病理检查炎症消失。显效：临床症状明显好转，胃镜和病理明显减轻。有效：症状改善，检查炎症减轻。无效：症状无好转，胃镜和病理检查未减轻。结果：试验组50例，治愈13例，显效26例，有效9例，无效2例，总有效率96%；对照组50例，治愈8例，显效20例，有效8例，无效14例，总有效率72%。两组疗效比较差异显著（$P<0.05$）。两组症状比较（上腹痛、饱胀、嗳气等）差异显著（$P<0.05$）。

（4）治疗胰腺炎手术后遗症 云木香、生大黄（先下）、银花、胡黄连、生地、天冬、麦冬、柴胡、石斛各9g，蛇舌草、蒲公英各30g，水煎200ml药液由空肠造瘘0.05cm处，每分钟滴60～80滴，每日1次，连滴数日。结果：6个病例中，经综合治疗治愈5例。1例手术后40天，因并发肠道周围脓肿、败血症、中毒性休克而死亡。治愈的5例中，住院时间平均为92.2天。

（5）治疗溃疡性结肠炎 云木香、枳壳、黄芩、延胡索各10g，白术、薏苡仁、赤芍、白头翁、白花蛇舌草各15g，甘草、黄连、吴茱萸各5g，水煎服，每日1次，分两次口服。加减：辨证为实火甚者出现便结者加芒硝、大黄各10g调冲；阴虚甚者出现口渴、舌燥者加麦冬、花粉各10g。治疗结果：58例中，治愈23例，有效30例，无效5例，有效率达90.61%

（6）治疗慢性盆腔炎 云木香、牛膝、川芎、制香附各10g，莪术、三棱各15g，延胡索、泽兰、当归、赤芍、桃仁、红花各12g，丹参20g。临证加减：若气虚者加黄芪、党参；食欲乏者加陈皮。30天为1个疗程。结果：好转10例，治愈20例，全部有效。

（7）治疗小儿腹泻 云木香、香附、苏梗、苏叶各10g，黄连12g，吴茱萸4g。

烘干后研制成细末，每10g一份用无纺布袋装好。把1包药剂放入150ml清水中浸泡20分钟，武火烧开转为文火收，直至50ml药液。然后用小药勺取肉桂粉2g，用温水或醋调和，敷于神阙穴，每隔2小时用热水袋加热，每日1次。并观察患儿在治疗过程中是否出现脱水，若有脱水现象可给予患儿适量补液，治疗过程中禁止应用其他药物进行治疗。40例患者治疗总有效率97.50%。

（8）治疗胆绞痛 云木香10g，生大黄10～20g，加开水300ml，浸泡10分钟，频频饮服。共治疗45例患者（其中，胆囊炎14例，胆管炎10例，胆管结石12例）。以服药后1小时以内胆绞痛完全缓解或明显减轻视为显效。

（9）治疗急性腰扭伤 云木香、川芎各等量，共研细末，和匀，早晚各用黄酒冲服6g；如无黄酒，可用白开水冲服。共治疗122例患者，均获治愈；其中服药2次痊愈者9例，3～4次21例，5～6次80例，6～10次12例。

（10）治疗胆汁反流性胃炎 云木香、黄连、白术、陈皮、川朴、柴胡、砂仁各10g，代赭石20g，丹参、莱菔子各15g，蒲公英30g，香附12g。每日1剂，水煎服。曹学乾以自拟木香大安丸共治疗87例患者，治愈44例，好转31例，无效12例。

（11）治疗功能性消化不良 云木香、陈皮、香附、青皮、枳实、三棱、莪术、乌药、桔梗各15g，苍术、厚朴、山楂、神曲、麦芽各20g，党参、白术各15～25g。每日1剂，水煎服。段春朝以木香顺气汤共治疗40例患者，显效32例，有效6例，无效2例。

（12）治疗恶性肿瘤化疗后恶心呕吐 云木香、余甘子、巴夏嘎、豆蔻、石横子、荜菱各20g，干姜、黄连各6g，厚朴、法半夏各12g，茯苓15g，生甘草10g。每日1剂，水煎服。李海峰以藏药六味木香丸共治疗72例患者，显效44例，有效20例，无效8例。

（13）冠心病心绞痛　云木香15g，白蔻仁、藿香各12g，檀香、丁香、砂仁、甘草各6g，丹参30g。每日1剂，水煎分2次服用。胡敬宝等以木香丹参饮共治疗气滞血瘀型患者42例，显效15例，有效23例，无效4例。

（14）顽固性呃逆　云木香、青皮、橘皮、枳壳、香附、厚朴、砂仁、川芎各10g，苍术15g，甘草、桂心各6g。每日1剂，水煎服。容兆宇以木香顺气散共治疗23例患者，痊愈14例，好转7例，无效2例。

（15）治脘腹胀痛、赤白痢疾、里急后重　云木香、槟榔、青皮、陈皮、广茂、枳壳、黄连各30g，大黄、黄柏各90g，香附、牵牛子各120g。将上述11味中药研成细末，水泛为丸。每次服3～6丸，饭后温水送服，每日2次。

（16）治腹胁胀满、大便不利　云木香、诃子皮各150g，枳壳100g，大黄、牵牛子各200g。将上述5味中药研成细末，炼蜜为丸，如梧桐子大。每日服30丸，饭前生姜汤送服。

第6章

云木香加工与开发

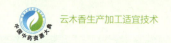

一、有效成分提取方法及工艺优化

1. 云木香挥发油的提取方法研究

（1）水蒸气蒸馏法提取挥发油 易海燕等通过水蒸气蒸馏法提取木香油。云木香粗粉200g装入1000ml圆底烧瓶中，加蒸馏水800ml，连接挥发油测定器，按《中国药典》2005年版附录XD挥发油测定法甲法操作，连续蒸馏12小时，所得挥发油用无水硫酸钠干燥，得到黄色挥发油，产率为0.43%。

王文基等通过水蒸气蒸馏法提取木香油。取云木香0.05kg置于2L圆底烧瓶中，参照《中国药典》2000年版，加入饱和氯化钠溶液，连接上挥发油测定器，圆底烧瓶放在电热套上。挥发油的收集和称量：水蒸气蒸馏法提取所得挥发油加入到石油醚中充分溶解，将其收集后，放入旋转蒸发器中进行蒸发处理，去除石油醚把挥发油样品放入真空干燥箱干燥8小时取出称重。

娄方明等通过水蒸气蒸馏法提取木香油。取云木香风干、粉碎、过60目筛的粉末0.4g置于100ml圆底烧瓶中，加入去离子水50ml，参照2005年版《中国药典》一部附录ⅩD对挥发油进行提取，提取1小时，收集到淡绿色具刺激性挥发油2.0ml。挥发油经无水Na_2SO_4干燥，10ml正己烷溶解，转入具塞三角瓶中。待测。样品进样前采用0.45μm微孔滤膜过滤。

（2）溶剂萃取法 许卉等采用正交实验法对乙醇提取木香挥发油的各影响因素进行考察，通过多指标综合评分进行数据分析。结果最佳提取工艺为：加入8倍量体积为60%乙醇加热回流提取2次，每次提取1小时，此提取工艺可以有效地控制生产过程，从根本上保证产品的质量。

侯淑珍等在其实验基础上得出结果：木香浸泡煎煮20分钟左右汤液中挥发油收得率最高，随着煎煮时间的延长，汤液中挥发油含量有所下降，但不显著。浸膏出量随煎煮时间的延长而递增。

（3）微波辅助提取法　钱伟研究表明，采用微波辅助提取法，在微波400W功率，1∶15的料液比条件下提取10分钟，每份提取3次，100g木香中提取得到木香烃内酯和去氢木香内酯量可达3.5g；采用AB-8型大孔树脂分离木香甲醇提取液时，95%乙醇洗脱产物中去氢木香内酯和木香烃内酯的纯度分别可达到43.1%和46.8%。

（4）超临界CO_2萃取法　易海燕等通过超临界CO_2萃取技术提取木香油。将药材木香粉碎后，过20目筛，称取500g装入超临界萃取釜中，萃取温度44℃，萃取压力28MPa，分离釜Ⅰ压力9MPa，温度为35℃，分离釜Ⅱ 5MPa，温度为20℃，萃取时间为2小时，得到挥发油为棕色，得率为1.02%。

晏家瑛等通过超临界CO_2萃取技术提取木香油。将块状木香切成片，在阴凉干燥的地方将其晾干。待干后将其粉碎，过孔径0.710mm筛，备用。称取200g经过预处理的木香粉，在萃取温度50℃、萃取压力20MPa、萃取流速20L/h的条件下，进行超临界CO_2萃取。萃取3.5小时后从分离釜出口接样，得到木香油。经过GC-MS分析，共鉴定出40种挥发性化学成分，主要是8，9-脱氢-9-甲酰基-环异长叶烯、亚麻酸、β-

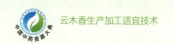

榄香烯等，占总挥发性成分的95.64%。

（5）固相微萃取挥发油 娄方明等通过采用固相微萃取挥发油。取云木香风干、粉碎、过60目筛的粉末0.4g置于5ml样品瓶中，盖上聚四氟乙烯胶垫瓶盖，恒温110℃，平衡30分钟。将纤维头接上手柄后插入到样品瓶中，推出萃取头，使萃取头处于样品瓶上部空间，110℃下顶空萃取15分钟，随后从样品瓶中拔出萃取头，立即插入色谱仪进样口中（温度260℃），解吸2分钟。经过GC- MS分析，共鉴定出52个成分，其中相对质量分数较高的有7，10，13–十六碳三烯醛（40.06%）、去氢木香内酯（17.60%）、α–芹子烯（4.05%）、α–姜黄烯（4.22%）。

2. 云木香挥发油提取工艺的优化

谭小燕以挥发油提取率和油的品质综合评分（外观形态、气味、折光率和相对密度）为指标，对水蒸气蒸馏、超临界CO_2萃取、加热回流提取、超声波提取和闪式提取5个提取方式进行实验优选；再以挥发油提取率为指标采用正交实验法对所选提取方式的各影响因素萃取压力（A）、萃取温度（B）、萃取时间（C）和分离温度（D）进行考察，优化工艺条件。结果：超临界CO_2萃取法提取效果最佳，经正交实验考察发现对云木香挥发油提取结果影响最显著的因素是萃取压力，其次是萃取时间、萃取温度和分离温度，可结合生产实际进行选择。云木香挥发油的最佳提取工艺条件为$A_2B_2C_2D_2$，即超临界CO_2萃取，CO_2流量20L/h，萃取压力18MPa，萃取温度35℃，萃取时间1.5小时，分离柱压力6.5MPa，分离温度30℃。为进一步考察优选工艺的可靠性及稳定性，取3份云木香药材粉末各0.5kg，按上述最佳提取工艺进行实验，挥发油产品得率分别为2.98%、3.02%、3.04%。实验结果表明，该优选工艺稳定可靠（表6-1）。

表6-1 不同提取方法的操作条件和结果

提取方法	操作条件	挥发油收率（%）	挥发油品质综合评分
水蒸气蒸馏	10倍量水，水蒸气蒸馏2小时	1.21	###
超临界CO_2萃取	CO_2流量20L/h，萃取压力25MPa，分离柱压力6.5MPa，萃取温度35℃，萃取时间2小时，分离温度25℃	1.86	####
超声波提取	8倍量石油醚为溶剂，功率70W，超声提取2次，每次1小时	1.45	###
加热回流提取	8倍量60%乙醇为溶剂，提取2次，每次1小时	2.07	#
闪式提取	8倍量石油醚为溶剂，提取3次，每次5分钟	1.39	###

注明：挥发油的品质主要根据其外观形态、气味以及折光率和相对密度四方面来评价。目前认为品质较好的云木香挥发油为淡黄色透明油状液体，具有浓郁的木香药材香味，且无其他有机溶剂残留，25℃时，折光率在1.510～1.523，相对密度在0.995～1.039。云木香挥发油质量综合评分规则为：外观形态、气味、折光率和相对密度4项，其中一项符合要求则记1个"#"，如四项均符合则记"＃＃＃＃"。

3. 云木香多糖提取及工艺的优化

现代研究表明多糖是中草药发挥独特疗效的重要物质基础，具有抗肿瘤、抗病毒、抗炎、降血糖、降血脂、抗辐射以及调节免疫功能等多种药理作用。木香多糖能有效地抑制小肠α-葡萄糖苷酶的活性，延缓淀粉类成分分解为葡萄糖的时间，从而减缓肠道内葡萄糖的吸收，降低餐后高血糖。因此，木香多糖在食品制造业中，尤其是糖尿病人的食品研究中具有较大的应用潜力。

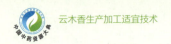
目前对木香有效成分提取的研究较多，主要集中在木香烃内酯、去氢木香内酯、挥发油等方面，如邱凯锋等采用正交试验设计优选木香挥发油的提取工艺条件，得到最佳提取工艺为：木香粗颗粒，加水9倍量，浸泡1小时，提取8小时；周广涛等通过正交试验优选木香中去氢木香内酯和木香烃内酯提取工艺，结果表明，采用乙醇温浸法，加6倍量90%乙醇于40℃提取2次，每次2小时，得到去氢木香内酯提取率94.1%，木香烃内酯提取率92.3%。刘俊红等用水和乙醇回流提取木香中木香烃内酯及去氢木香内酯，结果表明，醇提取物中木香烃内酯和去氢木香内酯的含量远高于水提取物；以乙醇为溶媒，两成分含量变化小。而关于木香多糖提取工艺的研究较少，冯婧等采用正交试验法对水提工艺的各影响因素（A：固液比、B：提取温度、C：提取时间和D：提取次数）和醇沉工艺的各影响因素（A生药浓度、B乙醇体积分数）进行考察，以多糖提取率为评价指标，对水提和醇沉的工艺分别进行优化。结果表明，最佳工艺条件为固液比1：18（m/V，g：ml），提取时间2小时，提取温度80℃，生药浓度1.0g/ml，乙醇体积分数80%，提取2次。

张静等比较了回流提取法、热水浸提法和超声波辅助提取法对木香多糖提取效果的影响。以木香根为原料，通过正交试验考察料液比（A）、提取时间（B）、提取温度（C）和提取次数（D）对多糖提取量的影响，采用蒽酮-硫酸法测定木香多糖含量，并对回流提取、热水浸提和超声波辅助提取3种提取方法的最佳提取条件和提取量进行比较。结果表明，回流提取法的优化条件：在料液比1：40、85℃水浴条件下提取3次，每次提取2.5小时，多糖提取量为11.445mg/g，以提取次数和料液比对木香多糖提取量的影响显著（$P<0.05$）；热水浸提法的优化条件为：在料液比1∶120、85℃水浴条件下提取2次，每次提取2.0小时，多糖提取量为10.804mg/g，以提取温度和提取时间对木香多糖提取量的影响显著（$P<0.05$）；超声波辅助提取法的优化条件：在料液比1∶10、50℃超声波辅助（超声功率300W，工作频率40kHz）条件下提取2次，每次提取2.5小时，多糖提取量为10.718mg/g，以提取时间和提取温度对木香多糖提取量的影响显著（$P<0.05$）。

通过分析，3种提取方法对木香多糖提取量有明显影响。综合考虑，回流提取法成本较低、操作简便，适用于工业化生产，而超声波辅助提取法能耗低、提取效率较高，可作为实验室科学研究的首选方法。

4. 云木香总生物碱提取工艺的优化

现代研究表明云木香有抗压、抗菌和解痉作用，云木香生物碱部分对组织胺引起的豚鼠支气管及小肠平滑肌的痉挛有明显的解痉作用。提取生物碱已有浸渍法、回流提取法、索氏连续回流提取法等方法，但生物碱提取率较低、时间较长。根据文献可知，用超声波辅助提取云木香中总生物碱，时间大大缩短，提取率也有显著提高，且此法是目前提取生物碱类化合物应用较广泛的方法。冯婧等为了考察云木香总生物碱提取的最佳条件，采用超声提取工艺，用多因素正交设计进行试验，对云木香中总生物碱的提取进行优化。试验以总生物碱含量作为评价指标，考察了固液比（A）、乙醇浓度（B）、超声时间（C）、提取次数（D）对其影响。最佳工艺条件为14倍量的70%乙醇超声提取两次，每次75分钟，该结果在实验

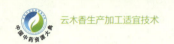

中得到验证。在研究得出的最佳提取工艺条件下提取云木香总生物碱简便、稳定、可行。

二、市场动态及应用前景

1. 云木香的市场动态

云木香年需求量250万千克。20世纪80年代后期，云木香与众多商品一样出现抢购风，售价高达25元/千克。在高价刺激下，经济相对落后的西南地区，对这种山货视为发财机会，大量扩种，致使1990年全国木香产量达360万千克，比过去正常年产量激增1倍，云木香市场供应量超过需求量2倍。1991年售价滑落至7元/千克左右，库存量进一步积压到近700万千克，是年需求量的3倍，导致1994年价格进一步下跌为近14年来的最低点1.5元/千克。但由于云木香投入成本低，管理粗放，在西南贫困山区仍是药农的一项栽种简单且实惠的经济收入，加之药材商仍有50%以上的利润，

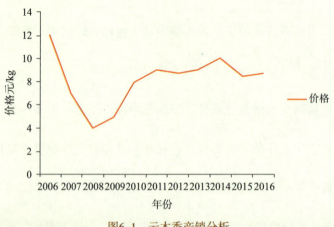

图6-1　云木香产销分析

故收购价格虽然低至1元/千克左右，但年收购量仍保持在120万千克左右，加上野生云木香及其他产地的药材供应和以往的社会库存，至2002年云木香的社会总库存仍在500万千克左右。至2003年，云木香价格依然在3元/千克左右轻微波动。因云木香已经是多年低价，对于药农来说在早期低价发展该品种无多大收益，致使资源大部分减少。近年随着社会老库存的逐步消化，加上产量的逐年减少，市价开始上涨。2004年，云木香价格稍有上升，但走势平稳，价格在4元/千克左右。2005年云木香价格稳步升高，到2005年10月，云木香价格已涨至7元/千克，2006年至2016年十年期间除了2008年和2009年出现低价4～5元/千克，其余年份价格均在7元以上（图6-1）。但云木香属于种植成本低，易管理的中药材，若上涨的价格再次掀起种植热潮，其价格可能下滑。

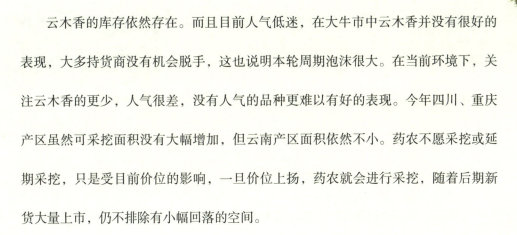

云木香的库存依然存在。而且目前人气低迷，在大牛市中云木香并没有很好的表现，大多持货商没有机会脱手，这也说明本轮周期泡沫很大。在当前环境下，关注云木香的更少，人气很差，没有人气的品种更难以有好的表现。今年四川、重庆产区虽然可采挖面积没有大幅增加，但云南产区面积依然不小。药农不愿采挖或延期采挖，只是受目前价位的影响，一旦价位上扬，药农就会进行采挖，随着后期新货大量上市，仍不排除有小幅回落的空间。

2. 应用前景

云木香主要应用在医药和香料两个领域，在医药行业，多以根茎作药材；在香料行业，主要制备云木香的精油和浸膏。

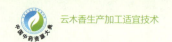

在医药行业：云木香有健胃消胀、调气解郁、止痛安胎作用。能行气化滞、疏肝、健胃，治一切气痛、停食积聚、胸满腹胀、呕吐泻痢等。煨木香实肠止泻，用于泄泻腹痛。主要成分：根含挥发油、木香碱、菊糖及甾醇等。挥发油含木香内酯、二氢木香内酯、α-木香醇、α-木香酸、凤毛菊内酯、去氢木香内酯等。云木香不仅是行气止痛、温中和胃的内服良好药材，还是避毒邪气、健身延年之外用良药，同时又是中成药重要原料。据1985年《全国中成药产品目录》统计，全国有313个厂家生产以云木香为原料的人参归脾丸、归脾丸、十香丸、十香止痛丸、六合定中丸、开胸顺气丸、香砂养胃丸、木香舒气丸、正气片等中成药达182种。在香料行业：云木香是香料工业的原料之一。目前云木香挥发油的市场较为广泛，自2001年以来，云木香挥发油在食品、保健品、化妆品、日用化学品等行业不断得到推广应用。此外，云木香根用于开发植物型除臭剂，其茎叶是饲料最好的添加剂。

印度对云木香的开发利用早于我国，印度生产的云木香挥发油在国际医药和香料工业中占有较大的市场份额，尤其是高品质、高价位的云木香挥发油几乎都产于印度。此外他们还以云木香为原料生产糖果。

近年来，我国也开始生产大量的云木香挥发油，但产量虽高，品质较低，在国际市场上所占份额小，价格也低，行业的经济效益低下。今后行业发展应以开发新的挥发油提取和精制工艺为向导，生产出高品质的云木香挥发油，延伸云木香的种植产业链，提高经济效益。

参考文献

［1］国家药典委员会. 中华人民共和国药典：一部［M］. 北京：中国医药科技出版社，2015：62.

［2］中国科学院中国植物志编辑委员会. 中国植物志：第78卷第2分册［M］. 北京：科学出版社，1999.

［3］云南省药物研究所. 云南重要天然药物［M］. 昆明：云南科技出版社，2006. 12.

［4］国家中医药管理局中华本草编委会. 中华本草［M］. 上海：上海科学技术出版社，1999.

［5］赵仁，张金渝. 云南名特药材种植技术丛书［M］. 昆明：云南科技出版社，2013.

［6］李国庆，王泽清，谭敬菊，等. 云木香种子生物学特性研究［J］. 江西农业学报，2010，22（8）：50-52.

［7］年贵发，徐绍忠，年金玉，等. 建立云木香良种繁育制度研究［J］. 农村实用技术，2015（12）：40-44.

［8］管燕红，王艳芳，马洁，等. 外源物质对云木香种子发芽影响的初步研究［J］. 时珍国医国药，2015，26（3）：726-728.

［9］杨丽云，徐中志，陈翠，等. 丽江优质云木香基地生态区划和布局研究［J］. 现代中药研究与实践，2011，25（5）：37-39.

［10］侯鹏飞，陈文星，赵新慧，等. 木香挥发性成分气质联用分析及其抑制血小板聚集作用的研究［J］. 中国实验方剂学杂志，2008，14（7）：26-30.

［11］徐珍珍，樊旭蕾，王淑美. 木香化学成分及挥发油提取的研究进展［J］. 广东化工，2017，44（3）：77-78.

［12］陈飞龙，谭晓梅，汤庆发，等. 几种"木香"挥发油成分的GC-MS比较研究［J］. 中药材，2011，34（3）：395-399.

［13］杨辉，谢金伦，孙汉董. 云木香化学成分及药理作用研究概况［J］. 天然产物研究与开发，1998，（2）：90-98.

［14］周家驹，谢桂荣，严新建. 中药原植物化学成分手册［M］. 北京：化学工业出版社，2004：1191.

［15］张婷，王洪庆，杜冠华，等. 云木香化学成分研究［J］. 中国中药杂志，2009，34（10）：1123-1124.

［16］魏华，彭勇，马国需，等. 木香有效成分及药理作用研究进展［J］. 中草药，2012，43（3）：613-610.

［17］钟惠民，许泳吉，文丽荣，等. 野生植物云木香的营养成分［J］. 植物资源与环境学报，2003，12（2）：58-59.

［18］张建春，蔡雅明，周德斌，等. 木香的研究进展［J］. 甘肃科技，2010，26（20）：170-173.

［19］张旭，侯影，范冰冰，等. 木香及其炮制品的抗腹泻作用与机制研究［J］. 中国医院药学杂志，2016，36：1-2.

［20］邵芸，黄芳，王强，等. 木香醇提取物的抗炎利胆作用［J］. 江苏药学与临床研究，2005，13（4）：5-6.

［21］王永兵，王强，毛福林，等. 木香的药效学研究［J］. 中国药科大学学报，2001，32（2）：146-148.

［22］刘敬军，郑长青，周卓，等. 广金钱草、木香对犬胆囊运动及血浆CCK含量影响的实验研究［J］. 四川中医，2008，26（4）：31-32.

［23］陈少夫，李宇权，何凤云，等. 木香对胃酸分泌、胃排空及胃泌素、生长抑素、胃动素水平的影响［J］. 中国中西医结合杂志，1994，14（7）：406-408.

［24］朱金照，冷恩仁，陈东风. 木香对大鼠胃肠运动的影响及其机制探讨［J］. 中国中西医结合脾胃杂志，2000，8（4）：236-238.

［25］周晓棉，张利民，曹颖林，等. 木香动力胶囊内容物对小鼠胃排空的影响［J］. 沈阳药科大学学报，2003，20（3）：207-210.

［26］赵敏华，吴清和. 木香肠胃康胶囊对肠道功能的影响［J］. 中药材，2001，24（8）：590-591.

［27］陈少夫，潘丽丽，李岩，等. 木香对犬的胃酸及血清胃泌素、血浆生长抑素浓度的影响［J］. 中医药研究，1998，14（5）：46-47.

［28］王小英. 木香对大鼠实验性急性胃粘膜损伤的影响［J］. 中医研究，2004，17（2）：21-22.

［29］刘海荣，马露，唐方，等. 木香对溃疡性结肠炎大鼠干预作用的影响［J］. 世界华人消化杂志，2016，24（33）：4467-4473.

［30］沈德莉，孙兰，陈蔚芸，等. 六味木香散抗炎、抗溃疡作用的实验研究［J］. 中国中医药科技，1995，2（6）：31-32.

［31］鲁建美，张志峰，曾锐，等. 六味木香丸抗炎镇痛作用的研究［J］. 华西药学杂志，2016，31（2）：146-148.

［32］怡悦. 木香增强延胡索的抗胆碱作用［J］. 国外医学：中医中药分册，2002，24（5）：313.

［33］沈映君. 中药药理学［M］. 北京：人民卫生出版社，2000. 553.

［34］黄兆胜. 中药学［M］. 北京：人民卫生出版社，2002. 242.

［35］陈大舜，易发银，邓常青，等. 健脾消导中药对消化道功能影响的初步筛选研究［J］. 湖南中医学院学报，1996，16（2）：41.

［36］洪宁，郑峰. 六味木香胶囊治疗慢性浅表性胃炎50例--附西药治疗50例对照［J］. 浙江中医杂志，2002（7）：290.

［37］曹学乾. 木香大安丸治疗胆汁返流性胃炎87例［J］. 四川中医，1998，16（7）：29.

［38］段春朝. 木香顺气汤治疗功能性消化不良40例［J］. 中国冶金工业医学杂志，2003，20（1）：47-48.

［39］李海峰. 藏药六味木香丸治疗肿瘤化疗后恶心呕吐72例观察［J］. 中国民族医药杂志，2007（9）：13.

［40］胡敬宝，杨大国. 木香丹参饮治疗冠心病心绞痛［J］. 河南中医，2000，20（4）：451.

［41］容兆宇. 木香顺气散治疗顽固性呃逆23例［J］. 河南中医, 1999, 19（5）：52.

［42］徐绍忠, 年金玉, 杨志清, 等. 云木香良种繁育生产技术规程［J］. 云南农业, 2015（11）：23-25.

［43］杨少华, 陈翠, 康平德, 等. 云木香良种繁育规范化生产标准操作规程（SOP）研究［J］. 世界科学技术. 中医药现代化, 2012, 14（2）：1899-1904.

［44］杨少华, 徐中志, 陈翠, 等. 一种云木香良种繁育的方法：中华人民共和国, CN101878715A［P］. 2011-08-10.

［45］杨少华, 陈翠, 康平德, 等. 不同栽培措施对云木香产量的影响［J］. 中国农学通报, 2011, 27（6）：60-63.

［46］韩凤, 肖杰易, 林茂祥, 等. 云木香施肥技术研究［J］. 现代中药研究与实践, 2012, 26（6）：4-6.

［47］韩凤, 肖杰易, 林茂祥, 等. 不同肥料配比对云木香产量的影响［J］. 现代农业科技, 2012（5）：139-140.

［48］韩凤, 李巧玲, 余中连, 等. 木香根腐病病原菌鉴定及生物学特性研究［J］. 中药材, 2017, 40（5）：1020-1025.

［49］严世武. 云木香根腐病综合防治技术［J］. 云南农业科技, 2012（1）：54.

［50］李绍平, 王馨. 云南药用植物病虫害防治［M］. 昆明：云南科技出版社, 2012：301-310.

［51］康平德, 和世平, 陈翠, 等. 云南丽江云木香地膜覆盖规范化栽培技术［J］. 中国现代中药, 2012, 14（3）：36-38.

［52］和刚. 木香的间套作［J］. 云南农业, 2007（12）：18.

［53］刘文珺. 膜侧沟播冬小麦套种中药材云木香栽培技术［J］. 甘肃农业科技, 2002, 5：19.

［54］徐中志, 黄春球, 陈翠, 等. 一种白及与云木香间种的方法：中华人民共和国, CN101653096A［P］. 2011-07-20.

［55］肖杰易, 韩凤, 申明亮, 等. 云木香收获年限研究［J］. 现代中药研究与实践, 2012, 26（5）：4-6.

［56］康平德, 吕丽芬, 陈翠, 等. 云木香不同采收期产量性状及成分分析［J］. 云南中医学院学报, 2009, 32（2）：39-41.

［57］钱齐妮, 肖杰易, 申明亮, 等. 云木香生物学特性及播种期研究［J］. 现代农业科技, 2012（15）：62-63.

［58］刘正清. 不同产地和采收时间木香药材中木香烃内酯和去氢木香内酯的测定［J］. 中国实验方剂学杂志, 2012, 18（16）：116-118.

［59］张旭, 侯影, 贾天柱. 木香炮制历史沿革及现代研究进展［J］. 辽宁中医药大学学报, 2012, 14（4）：36-39.

［60］张旭, 侯影, 贾天柱. 正交法配合药效指标综合筛选木香切制工艺［J］. 中国实验方剂学杂志, 2011, 17（7）：9-12.

［61］文加旭. 高品质木香油制备关键技术研究［D］. 重庆：西南大学, 2012.

［62］宗玉英, 余满堂, 车镇涛, 等. 木香类药材的显微及HPLC鉴别［J］. 中药材, 2008, 31（9）：1318-1322.

［63］黄位猛. 木香与川木香的鉴别［J］. 广东职业技术教育与研究, 2013（5）：194-195.

［64］谷勇．云木香、川木香及土木香鉴别［J］．实用中医药杂志，2009，25（1）：44–45.

［65］张霞．木香及其易混品鉴别［J］．实用中医药杂志，2015，31（10）：971.

［66］CHEN S L，YAO H，HAN J P，et al．Validation of the ITS2 region as a novel DNA barcode for identifying medicinal plant species［J］．Plos One，2010，5（1）：1–8.

［67］YAO H，SONG J Y，LIU C，et al．Use of ITS2 region as the universal DNA barcode for plants and animals［J］．Plos One，2010，5（10）：1–9.

［68］马晓冲，姚辉，邬兰，等．木香、川木香、土木香、青木香和红木香药材的ITS2条形码分子鉴定［J］．中国中药杂志，2014，39（12）：2169–2175.

［69］易海燕，何桂霞，郭建生，等．超临界CO_2萃取和水蒸气蒸馏法提取木香挥发油的比较研究［J］．湖南中医药大学学报，2010，30（1）：34–36.

［70］王文基，张震芳．水蒸气蒸馏法提取云木香中的挥发油［J］．山东工业技术，2015（3）：67–68.

［71］娄方明，李群芳，张倩茹．固相微萃取–气相色谱–质谱联用分析云木香挥发油成分［J］．药物分析杂志，2011，31（3）：513–518.

［72］许卉，王峥涛，刘生生，等．多指标综合评分法优选木香挥发油提取工艺［J］．中国药学杂志，2006，41（16）：1214–1216.

［73］侯淑珍，姚鹏程．木香不同煎煮方法对提取物的影响［J］．陕西中医学院学报，2006，29（6）：52–54.

［74］钱伟．木香药材中去氢木香内酯等活性成分提取分离及其衍生研究［D］．重庆：重庆大学，2013.

［75］晏家瑛，何天平，宋欢，等．木香油的超临界CO_2萃取制备及分析应用［J］．香料香精化妆品，2014（4）：17–19.

［76］谭小燕．云木香挥发油提取工艺优化研究［J］．亚太传统医药，2014，10（12）：39–41.

［77］邱凯锋，沈映冰，姚少毅．木香挥发油的提取及其在香连肠溶片中的包合工艺研究［J］．中药材，2012，35（9）：1515–1517.

［78］周广涛，高鹏，戴兵，等．木香中去氢木香内酯和木香烃内酯提取工艺优选［J］．中国实验方剂学杂志，2013，19（2）：40–42.

［79］刘俊红，李棣华，伍孝先．提取木香中木香烃内酯及去氢木香内酯影响因素的初步研究［J］．时珍国医国药，2009，20（12）：3013–3014.

［80］冯婧，何先元，李达，等．云木香多糖提取工艺的优化［J］．湖北农业科学，2012，51（14）：3059–3061.

［81］张静，张杰，郭冬琴，等．3种木香多糖提取方法的比较［J］．南方农业学报，2016，47（5）：700–704.

［82］冯婧，何先元，李达，等．云木香总生物碱提取工艺的优化［J］．光谱实验室，2012，29（5）：3010–3013.